Dr. Swapnil Thakur BDS,MDS
Dr. Manoj Mittal BDS,MDS

Dentifrício Herbáceo ou Não Herbáceo

Dr. Swapnil Thakur BDS,MDS
Dr. Manoj Mittal BDS,MDS

Dentifrício Herbáceo ou Não Herbáceo

resolução de um dilema

Imprint

Any brand names and product names mentioned in this book are subject to trademark, brand or patent protection and are trademarks or registered trademarks of their respective holders. The use of brand names, product names, common names, trade names, product descriptions etc. even without a particular marking in this work is in no way to be construed to mean that such names may be regarded as unrestricted in respect of trademark and brand protection legislation and could thus be used by anyone.

Cover image: www.ingimage.com

This book is a translation from the original published under ISBN 978-620-0-08139-1.

Publisher:
Sciencia Scripts
is a trademark of
Dodo Books Indian Ocean Ltd., member of the OmniScriptum S.R.L Publishing group
str. A.Russo 15, of. 61, Chisinau-2068, Republic of Moldova Europe
Printed at: see last page
ISBN: 978-620-4-05120-8

Dentifrício herbal ou não-herbal:

Resolvendo uma delimma

AGRADECIMENTO

"A viagem de mil milhas começa com um único passo", diz um velho provérbio, e aqui está alguém que esteve comigo durante cada passo que dei, guiando-me para longe das armadilhas e segurando alto a chama do conhecimento, em cuja luz cheguei até aqui. As palavras não expressam minha mais sincera gratidão para com meu Guia, Reitor, Professor e Chefe **Dr. Manoj Mittal ,** Departamento de Periodontologia , BHABHA COLLEGE OF DENTAL SCIENCE, Bhopal, Madhya Pradesh, INDIA; cuja inestimável ajuda e apoio incansável me ajudaram a levar esta dissertação a uma conclusão bem sucedida.

Uma nota especial de agradecimento ao meu colega **Dr. Ankur Rajpoot** pelo seu apoio e ajuda, que ajudou directa e indirectamente na preparação desta dissertação.

Olhando para todos os anos que passaram e para todas as fases pelas quais passei, meus olhos estão encolhidos de lágrimas enquanto tento quantificar o imenso amor e carinho que **meus pais** me fomentaram, encorajando todos os meus pensamentos a frutificar e estar lá para mim, não apenas em momentos de necessidade, mas em todos os momentos de fato.

Finalmente, deixe-me inclinar a cabeça para o criador da vida, que sempre me observou e guiou, me abençoou e me deu tanto. Tudo o que sou e tenho é por causa d'Ele. Meu Senhor! Todo-Poderoso.

Dr. SWAPNIL THAKUR

LISTA DE ABREVIATURAS UTILIZADAS

GI- Índice Gengival

PI- Índice de placas

SBI- Índice de sangramento de Sulco

GBI- Índice de sangramento gengival

BI- Índice de hemorragia

BOP- Sangramento na sondagem

PD- Profundidade de apalpação

API- Índice pálico aproximado

SaE- Extrato de sanguinarina

Zn- Zinco

ZnCl2- Cloreto de zinco

NaF- Fluoreto de sódio

McG Micrograma

B.C.- Antes de Cristo

ANOVA- Análise de variância

TABELA DE CONTEÚDOS

Capítulo 1
INTRODUÇÃO

As doenças periodontais são universais e são conhecidas por afetar a humanidade desde o início da história registrada. Este facto foi comprovado por muitos estudos documentais e paleopatológicos1·

O uso de pasta de dentes tem uma raiz antiga. Os antigos gregos, egípcios e Romancivilization eram conhecidos por desenvolverem o seu próprio "pó dental" contendo pedra-pomes, talco, pó de coral e alabastro.

Hipócrates (460-377 a.C.) é geralmente considerado como o primeiro a recomendar o uso de dentifrício. Acreditava-se que os animais, que obviamente tinham dentes fortes, passam esses atributos para os humanos quando suas partes do corpo são usadas em dentifrícios.

A composição dos dentifrícios mudou ao longo dos tempos, deixando de se basear em crenças e suposições populares sobre ingredientes para se basear em evidências científicas.

W.D. Miller iniciou uma nova era na ciência da odontologia preventiva em 1890 quando descreveu sua teoria quimioparasítica das cáries dentárias.

Esta nova teoria criou um boom na indústria da pasta de dentes, com cada fabricante adicionando agentes especiais. O aspecto mais moderno do dentifrício surgiu após a Segunda Guerra Mundial e com maior compreensão sobre a patogênese da doença periodontal. Muitas das empresas odontológicas empreenderam estudos científicos para estabelecer uma fundamentação terapêutica para o uso de qualquer dentifrício.

A placa dentária é composta principalmente por agregações bacterianas e películas. É bem conhecido que os microorganismos da placa produzem numerosas enzimas, toxinas e lipopolissacáridos. Estes são conhecidos por causarem alterações substanciais nos tecidos periodontais2. Existem amplas evidências para implicar a placa bacteriana como principal agente etiológico responsável pela doença periodontal e cárie3-6· Diferentes estudos realizados em todo o mundo têm provado que a incidência e prevalência da doença periodontal é alta e que a placa bacteriana está virtualmente ligada a ela7·

Estudos clínicos relativos à remoção da placa bacteriana e à remissão da gengivite têm sido aceites como suporte para uma relação definitiva entre placa bacteriana e gengivite e para a crença de que um factor significativo na manutenção da saúde gengival7·

O controle da placa supragingival é um método eficaz para controlar a gengivite e é um componente importante da terapia periodontal. Sem dúvida, a forma mais praticada de higiene oral é a escovação dentária com dentifrício.

A remoção mecânica da placa por regime de cuidados domiciliares é demorada e demorada, por isso precisam de motivação individual para serem levados a cabo com sucesso.

No mundo atual, estima-se que menos de um terço da população das nações desenvolvidas possa praticar um controle mecânico adequado da placa bacteriana. Portanto, pode-se argumentar que a suplementação de agentes quimioterápicos seria benéfica à saúde gengival8·9.

Isto levou à adição de agentes quimioterápicos (princípios ativos) à composição dos dentifrícios. Estes ingredientes ativos incluem vários íons metálicos antimicrobianos químicos, enzimas e óleos essenciais.

Mais recentemente, descobriu-se que os antimicrobianos químicos e os iões metálicos têm as suas próprias limitações grosseiras7 . Assim, pode-se ver que a abordagem alternativa é sem dúvida muito essencial para o controle e compreensão da natureza da inibição da placa.

A medicina popular indiana, que é a Ayurveda e Unani é um sistema desenvolvido de medicina, é um rico reservatório de recursos mesmo para a doença dentária10. Os produtos herbáceos têm sido atribuídos a não terem efeitos secundários ou a terem muito poucos efeitos secundários.

Tomando nota da vasta riqueza de conhecimentos da medicina antiga indiana, alguns fabricantes de dentifrícios tentaram incorporar os ingredientes testados ao longo do tempo que foram creditados como tendo propriedades antimicrobianas e propriedades que promovem a saúde oral em geral e a saúde periodontal em particular.

Os estudos realizados avaliando a eficácia dos dentifrícios herbais no controle da placa bacteriana e na prevenção da gengivite, e como eles são justos em comparação com outros dentifrícios convencionais, são poucos.

Assim, o estudo atual foi realizado para comparar a eficácia de um dentifrício herbal com um dentifrício convencional no controle da placa bacteriana e na prevenção da gengivite.

Capítulo 2
FINALIDADE E OBJECTIVOS

OBJETIVO :

Comparar e avaliar a eficácia de um dentifrício herbal e não herbal na redução da placa bacteriana e gengivite.

OBJETIVOS:

1. Avaliar a eficácia de um dentifrício herbal na redução da placa bacteriana e gengivite.

2. Avaliar a eficácia de um dentifrício não-Herbal na redução da placa bacteriana e da gengivite.

Capítulo 3
REVISÃO DE LITERATURA

Mauriello SM et al. (1988) [11] realizaram um ensaio clínico duplo-cego de seis meses para determinar a eficácia de um dentifrício contendo sangüinina na redução da placa bacteriana e da inflamação gengival. Cento e vinte voluntários adultos foram designados aleatoriamente para um grupo controle ou experimental. O teste de dentifrício continha 750 mcg/g de extrato de sangüinaria. Um dentifrício de composição similar sem sangüinaria foi usado como placebo. Foram registrados escores de inflamação de placa e gengiva para quatro superfícies em cada um dos 12 dentes índice na linha de base, um, três e seis meses. As análises dos testes t pareados pareados não mostraram diferenças significativas entre os grupos experimental e controle para as alterações médias dos escores de inflamação em placa e gengiva nos seis meses, nas análises utilizando todos os 48 locais por sujeito ou nas análises de apenas os 24 locais interproximais. Não foi demonstrada redução a longo prazo na inflamação em placa ou gengival com o uso de um dentifrício contendo sangüinina.

Hannah JJ et al. (1989) [12] avaliaram uma pasta de dentes contendo sanguinaria e um regime de enxágüe oral durante um período de 6 meses para determinar sua eficácia no controle da placa bacteriana, inflamação gengival e sangramento sulcular. As instruções de higiene oral e um período de 1 mês de escovação pré-estudo não produziram uma melhora significativa na saúde entre os 24 sujeitos, conforme determinado pelos três parâmetros de avaliação. Após o período de higiene oral, os sujeitos foram designados aleatoriamente para o tratamento ativo (pasta de dentes Viadent comercializada e enxágüe oral) ou para o tratamento placebo (mesmas fórmulas básicas sem sanguinaria).

Os tratamentos foram avaliados utilizando o índice gengival de Loe e Silness, o índice de Silness e Loe plaqueado, e o índice de sangramento sulcular de Muhlemann e Son na linha de base e mensalmente até 6 meses. O regime de hemodinâmica reduziu a placa em 57%, a inflamação gengival em 60%, e o sangramento sulcular em 45% a partir da linha de base em comparação com as reduções do grupo placebo de 27% (placa) e 21% (inflamação gengival), e um aumento de 30% no índice de sangramento.A análise das medidas repetidas de covariância com escores basais utilizados como covariantes mostrou diferenças estatisticamente significativas aos 6 meses para placa (ativa 0,39; placebo 0,68, p menor que 0,01), inflamação gengival (ativa 0,32; placebo 0,76, p menor que 0,001), e sangramento sulcular (ativa 0,34; placebo 0,70, p menor que 0,002). Os resultados desse estudo demonstraram que o uso combinado de pasta de dente contendo sangria e controles de enxágüe bucal reduz a placa bacteriana e a inflamação gengival em uma população ortodôntica.

Mallatt ME et al. (1989) [13] realizaram um ensaio clínico para avaliar os efeitos de um dentifrício de cloreto de zinco-zinco na prevenção da formação da placa bacteriana e da gengivite. Um total de 59 adultos jovens, de 18 a 30 anos de idade, realizaram uma escovação supervisionada com uma dentifrícia de cloreto de zinco 0,075%, uma dentifrícia de flúor de sódio 0,24%, ou enxaguada diariamente com uma solução de NaF 0,05%. As avaliações clínicas para placa e gengivite foram realizadas após 7, 14 e 21 dias do regime de testes. Após 21 dias, todos os sujeitos foram retomados duas vezes ao dia com escovação supervisionada e as avaliações com fio dental e pós-teste foram realizadas após duas semanas. Os resultados mostraram que após 7, 14 e 21 dias, ambos os grupos que utilizaram dentifrícios tinham significativamente menos placa e gengivite do que o grupo que utilizou o enxágüe, e não houve diferenças significativas entre os dois grupos que utilizaram a sanguinaria-ZnCl2 ou os dentifrícios de NaF.

Palomo F et al. (1989) [14] Realizaram um estudo clínico de 14 semanas, em dupla ocultação, para comparar o efeito de um dentifrício contendo 0,3% de triclosan e 2% de um copolímero de metoxietileno e ácido maleico sobre a formação da placa e gengivite. Cento e dezoito indivíduos adultos, homens e mulheres, participaram do estudo. Os sujeitos foram estratificados em dois grupos equilibrados de acordo com a pontuação da placa de base. Em seguida, receberam uma profilaxia oral e foram designados para o uso de placebo dentifrício ou de triclosan/copolímero dentifrício durante as 14 semanas seguintes. Após 6 semanas de uso, o triclosan/copolímero dentifrício proporcionou uma redução estatisticamente significativa de 21,34% (nível de confiança de 99%) nos depósitos de placa supragingival, em comparação com o placebo dentifrício. O triclosan/copolímero dentifrício também proporcionou uma redução de 5,49% na gengivite após 6 semanas de uso, em comparação com o placebo dentifrício. Esta redução não foi estatisticamente significativa. Após 14 semanas de uso, o triclosan/copolímero dentifrício proporcionou uma redução estatisticamente significativa de 38,80% (nível de confiança de 99%) nos depósitos de placa supragingival, em comparação com o placebo dentifrício. O dentifrício contendo triclosan e copolímero também proporcionou uma redução estatisticamente significativa de 50,72% (nível de confiança de 99%) na gengivite, em comparação com o placebo dentifrício. Quando as superfícies dentárias com maior grau de formação de placa bacteriana (ou seja, Quigley-Hein maior ou igual a 3) foram examinadas às 6 semanas, o triclosan/copolímero dentifrício proporcionou uma redução estatisticamente significativa de 42,92% (nível de confiança de 99%) nos depósitos de placa supragengival, em comparação com o placebo dentifrício. Eles concluíram que o triclosan/copolímero dentifrício foi superior no controle da placa e na prevenção da gengivite em comparação com o placebo durante um período de 14 semanas.

Kopczyk RA et al. (1991) [15] fizeram um estudo para testar a eficácia e segurança de regimes com e sem flúor contendo sangüinina, usando as diretrizes da Associação Dentária Americana para avaliação de agentes quimioterápicos. O estudo foi uma investigação paralela de 6 meses, duplo-cego, de 4 células, controlada por placebo, envolvendo 120 sujeitos. Após os procedimentos de triagem, os sujeitos foram distribuídos aleatoriamente em 4 grupos. O grupo 1 recebeu um dentifrício contendo 0,075% de extrato de sangüinaria (SaE) e 2,0% de cloreto de zinco (ZnCl2) em uma base de fosfato dicálcico, mais um enxágüe oral contendo 0,03% de SaE e 0,2% de ZnCl2. O Grupo 2 recebeu produtos idênticos sem SaE ou ZnCl2. O grupo 3 recebeu um dentifrício contendo 0,8% de monofluorofosfato de sódio, 0,075% SaE e 0,05% ZnCl2 em uma base de sílica, mais um enxágüe oral contendo 0,03% SaE e 0,2% ZnCl2. Os produtos do Grupo 4 foram idênticos aos do Grupo 3, mas sem SaE e ZnCl. A placa supragingival e a inflamação gengival foram pontuadas em 0, 1, 2, 1,5, 3, 4,5, e 6 meses; o sangramento na sondagem foi medido em 1, 1,5, 3 e 6 meses. Amostras microbiológicas foram coletadas das áreas da placa, língua e bochecha. Os produtos ativos produziram escores estatisticamente significativamente menores que os agentes placebo para todos os índices (P menor que .0001). As pontuações da placa semestral foram 13,1% mais baixas para o Grupo 1 e 17,4% mais baixas para o Grupo 3, em comparação com os produtos placebo. Quando o Índice de Gravidade da Placa foi aplicado, as reduções percentuais foram de 33% para o Grupo 1 e 41% para o Grupo 3, em comparação com os placebos. Os escores de inflamação gengival foram 16,7% mais baixos para o Grupo 1 e 18,1% mais baixos para o Grupo 3 aos 6 meses, em comparação com os escores de placebo.

Moran J et al. (1991) [16] avaliaram uma pasta de dentes à base de ervas/bicarbonato na forma de bicarbonato, usando um desenho de 19 dias, sem higiene bucal, com três crossovers, no qual foi comparada com um enxágüe comercial de pasta de dentes com flúor e a antiplaca de clorexidina bucal. Durante os três períodos do estudo foi observado um aumento da placa bacteriana e gengivite nos três produtos. Entretanto, enquanto reduções significativas em ambos os parâmetros foram observadas com a clorexidina em comparação com as pastas de dentes, não houve diferenças significativas entre a pasta de dentes à base de ervas e a pasta de dentes com flúor. A partir desses achados, concluíram que, a longo prazo, a pasta de dente à base de ervas/bicarbonato pode não exercer efeitos terapêuticos significativos sobre a placa bacteriana e a gengivite, além de uma pasta comercial convencional. Entretanto, quando há demanda por um produto natural, a pasta herbal/bicarbonato pode ser uma alternativa que vale a pena.

Willershausen B et al. (1991) [17] investigaram a eficácia das ervas medicinais tanto em uma pasta de dentes quanto em um enxágüe bucal em placa dentária, sangramento de sulco e o pH da saliva total foi em um estudo monobloco em 50 estudantes de odontologia entre 23 e 28 anos de idade. Durante um período de 4 semanas, 25 estudantes usaram placebo ou preparações contendo ervas medicinais. Os parâmetros medidos foram o índice aproximado de placa bacteriana (API) e o índice de sangramento sulfúrico (IAS). Estes foram determinados na mesma hora do dia (12:00 P.M.), tendo a última ingestão de alimentos ocorrido pelo menos 1 hora antes. Em comparação com as preparações placebo, os ingredientes herbais reduziram significativamente tanto o IFA (valor inicial: 40,8%, valor final: 23,9%) quanto o SBI (valor inicial: 33,4%, valor final: 18,6%). O pH da saliva total foi significativamente deslocado para a faixa alcalina pela aplicação dos produtos herbais, enquanto que os produtos placebo tiveram um efeito contrário. Os resultados deste estudo sugeriram que ingredientes herbais poderiam ser empregados como suporte na terapia de doenças periodontais e na profilaxia de rotina.

Mankodi S et al. (1992) [18] Realizaram um ensaio clínico duplo-cego destinado a avaliar os efeitos de um dentifrício que continha 0,3% de triclosan em conjunto com 2% de um copolímero de metoxietileno/ácido maleico em uma base 0,243% de fluoreto de sódio/silicabase, em relação a um dentifrício controle, sobre o acúmulo de placa supragingival e gengivite. Um total de 294 sujeitos adultos, homens e mulheres, completaram o ensaio clínico de 6 meses. A placa e a gengivite foram pontuadas após 3 e 6 meses de uso da dentifrícia designada. Ao final do estudo, o grupo triclosan apresentou uma redução média, em relação ao grupo controle, de 12% no acúmulo de placa e 20% na gengivite. Ambos foram estatisticamente significativos em $p < $ ou $=$ 0,0001. O efeito do dentifrício triclosan foi mais pronunciado nas manifestações mais graves da placa e gengivite. A melhora nos parâmetros gengivais aos 6 meses em relação à dentifrícia de controle foi estatisticamente significativa em $p < $ ou $=$ 0,0001. Concluiu-se que o uso diário duplo da dentifrícia contendo triclosan resultou em redução significativa na formação da placa supragengival e melhora significativa na saúde gengival sem a presença de qualquer coloração extrínseca ou sabor desagradável.

Palomo F et al.(1994) [19] realizaram um estudo clínico duplo-cego durante seis meses para comparar a atividade antiplaquetária e antigingivite de três triclosan comercialmente disponíveis contendo dentifrícios com a de um placebo dentifrício sem triclosan. Após os exames da placa basal supragengival e gengivite e uma profilaxia oral completa, os sujeitos foram estratificados pelos escores de placa basal (Quigley-Hein modificado) e gengivite (Loe-Silness modificado) e, em seguida, aleatoriamente atribuídos a um dos quatro dentifrícios usando grupos. Os exames de placa e gengivite foram então realizados após seis semanas, três meses e seis meses de uso das dentifrícias. Os sujeitos foram escovados duas vezes ao dia de acordo com o seu costume. O triclosan/pirofosfato solúvel e o citrato de triclosan/zinco disponíveis comercialmente não proporcionaram reduções estatisticamente significativas no acúmulo de placa supragengival ou gengivite em nenhum dos intervalos de exame, em comparação com o placebo dentifrício. Os indivíduos que utilizaram o triclosan/copolímero dentifrício disponível comercialmente tiveram, após seis meses, reduções estatisticamente significativas na placa supragengival (11,3%), na severidade da placa (18,8%), na gengivite (19,9%) e na severidade da gengivite (27,8%), em comparação com o placebo dentifrício. Eles concluíram que a atividade antiplaquetária e antigingivite da dentifrícia triclosan/copolímero era superior à do placebo dentifrício.

Kanchanakamol U et al. (1995) [20] realizaram um estudo clínico de 6 meses, mono-cego e paralelo para comparar os efeitos do dentifrício contendo 0,3% de triclosan e 2,0% de copolímero (metoxietileno e ácido maleico) com um procedimento habitual de higiene oral na formação da placa supragingival e gengivite. 124 indivíduos foram estratificados em dois grupos equilibrados com base em seus escores de placa basal e gengivite. Após a profilaxia oral completa, os indivíduos foram designados para usar atriclosan/copolímero dentifrício ou para praticar os seus cuidados habituais de higiene oral durante 6 meses. A formação da placa e a gengivite foram pontuadas com 3 e 6 meses. Após 3 e 6 meses, o triclosan/copolímero produziu 7,17% e 12,07% de redução significativamente maior da formação da placa do que o grupo de higiene oral habitual, respectivamente. Triclosan/copolímero reduziu significativamente a gengivite em 5,20% aos 3 meses, enquanto não foram observadas diferenças significativas entre os dois grupos aos 6 meses. Da mesma forma, o triclosan/copolímero proporcionou 8,70% e 16,33% de redução significativamente maior do índice de gravidade da placa na avaliação de 3 e 6 meses, respectivamente. O índice de gravidade da gengivite foi significativamente reduzido em 25% aos 3 meses, mas não foram observadas diferenças entre os dois grupos aos 6 meses. Estes resultados indicaram que o triclosan/copolímero dentifrício foi melhor do que os cuidados habituais de higiene oral na prevenção da formação da placa supragengival até 6 meses e na redução da gengivite até 3 meses.

Mullally BH, et al (1995) [21] conduziram um ensaio clínico controlado duplo-cego com grupos paralelos para investigar a eficácia de uma pasta de dentes à base de ervas no controle da placa bacteriana e gengivite, em comparação com um dentifrício convencional. 70 sujeitos com gengivite completaram o estudo de 6 semanas. Na linha de base, ambos os grupos foram balanceados para os parâmetros medidos: índice de placa, vitalidade da placa, índice gengival, sangramento na sondagem e fluxo de fluido crevicular gengival. Ao final do estudo eles encontraram uma redução em ambos os grupos, entretanto, não houve diferenças significativas entre os grupos. Eles concluíram que a pasta de dente à base de ervas era tão eficaz quanto a dentifrício formulada convencionalmente no controle da placa bacteriana e gengivite.

Saxer UP et al (1995) [22] realizaram um estudo duplo-cego comparando a eficácia do Parodontax, um dentifrício contendo ingredientes herbais e bicarbonato de sódio abrasivo, com um novo creme dental não comercializado contendo ingredientes herbais e hidrogênio fosfato de cálcio como o abrasivo. Os parâmetros de placa, gengivite e sangramento gengival foram pontuados. O índice de sangramento por sonda periodontal de Ainamo e Bay foi modificado para pontuar sangramento leve e moderado. Nas primeiras quatro semanas, todos os sujeitos utilizaram a nova pasta de dentes. Após esse período, a nova pasta dentária produziu uma diminuição significativa ($p<0,01$) na gengivite e sangramento na sondagem, mas nenhum efeito sobre a placa bacteriana foi observado. Durante o segundo período de oito semanas, os sujeitos foram divididos aleatoriamente em dois grupos, um usando Parodontax e o outro grupo continuando com a nova pasta de dente. Ao final do período de 12 semanas de estudo, o índice de placa bacteriana não apresentou alterações em ambos os grupos. Os índices de gengivite e sangramento diminuíram significativamente ($p<0,001$) em 40% em ambos os grupos, em comparação com o exame de base. Eles concluíram que ambos os dentifrícios foram igualmente eficazes como os dentifrícios formulados convencionalmente no controle da placa bacteriana e da gengivite.

Estafan D. et al (1998) [23] Realizaram um estudo clínico de três meses, duplo-cego, de design paralelo, para comparar a eficácia de dois dentifrícios disponíveis comercialmente, dentifrício Herbal e Gum Therapy e Colgate Total, no controle da gengivite, sangramento gengival, placa bacteriana e coloração. Quarenta voluntários adultos saudáveis da Junior Comprehensive Care Clinics da Faculdade de Odontologia da Universidade de Nova Iorque foram aceites como sujeitos para este ensaio clínico. Para serem elegíveis para um exame clínico de base, os sujeitos tiveram que primeiro indicar que, durante os seis meses anteriores, escovavam habitualmente os dentes duas ou mais vezes por dia, e tinham notado "sangramento gengival" ou "sangue na pasta de dentes" após escovar ou passar o fio dental. No exame de base, os sujeitos foram inscritos no estudo se tivessem pelo menos cinco locais de sangramento gengival Loe-Silness e 20 dentes naturais, incluindo todos os dentes anteriores e quatro molares. Um teste t independente antes do tratamento indicou que não havia diferenças significativas entre os dois grupos na linha de base. Uma Análise de Variância unidirecional indicou que ambos os dentifrícios tiveram um efeito significativo na gengivite, sangramento gengival, placa bacteriana e coloração dentária ($p < 0,05$). Não foram observadas diferenças estatísticas significativas entre Herbal Toothpaste e Gum Therapy e Colgate Total para gengivite ou sangramento gengival. Os resultados obtidos neste estudo suportaram a eficácia clínica de ambos os produtos na redução da gengivite e da placa bacteriana e demonstram a eficácia da Herbal Toothpaste e da Gum Therapy na manutenção da redução da placa bacteriana e da coloração.

Nogueira-Filho GR et al. (2000) [24] Avaliaram o efeito da antiplaque e antigingivite de 3 dentifrícios usando o modelo experimental de gengivite de 21 dias de boca parcial. 25 voluntários participaram deste estudo crossover, duplo-cego, realizado em 4 fases de 21 dias cada. Para cada fase do estudo, foi construído um escudo de dentes do quadrante IV para cada voluntário. 2 dentifrícios antigos do mercado, um contendo triclosan + pvm/ma e o outro triclosan + Zn, foram comparados com uma formulação experimental e seu placebo. A dentifrícia experimental continha triclosan + pvm/ma + Zn + PPi e o placebo (controle) não continha estas substâncias. Os sujeitos foram estratificados de acordo com sua placa de base (PI), índice de gengivite (GI) e sangramento (BI) e, em seguida, aleatoriamente atribuídos a 1 de 4 dentifrícios. Durante cada fase, enquanto os voluntários escovavam os dentes com uma das dentifrícias, o quadrante IV era protegido pelo toothshield preenchido com a dentifrícia utilizada. Após cada fase, foram determinados os índices de placa dentária, gengivite e sangramento. Os resultados mostraram que apenas a formulação contendo triclosan + pvm/ma + Zn + PPi foi capaz de reduzir PI (28,8%), IG (35,9%) e BI (30,4%) em comparação com os controles (p<0,05). Concluiu-se que um dentifrício contendo a combinação de triclosan+ pvm/ma + Zn + PPi deve ser formulado para o controle da placa dentária.

Bruhn G et al (2002) [25] realizaram um estudo duplo-cego de 28 semanas para avaliar a eficácia do inibidor de placa bacteriana e antigingivite de uma pasta de dentes com flúor contendo 0,3% de triclosan e óleo essencial (Dental Kosmetik, Dresden, Alemanha) em comparação com uma pasta de dentes de controle. Cento e vinte sujeitos previamente tratados para periodontite crônica foram incluídos no estudo. No basal, 8, 18 e 28 semanas, foram avaliados o acúmulo de placas (PlI) e o estado gengival (GI). A profundidade da bolsa de sondagem (PD) e sangramento na sonda (BOP) foram medidos na linha de base e na semana 28 usando uma sonda da Flórida. Nenhuma higiene profissional foi realizada durante o período do estudo. A pontuação média da placa diminuiu entre a linha de base e a semana 8 em ambos os grupos. Ao final do estudo, um aumento significativo do índice médio de placa em relação à linha de base pôde ser observado no teste e nos grupos de controle. Comparando os dois grupos, o PlI no grupo triclosan foi significativamente menor do que no grupo controle. Os escores gengivais médios diminuíram significativamente durante o primeiro período de 8 semanas em ambos os grupos. Esta redução foi seguida por um aumento do IG no grupo controle, enquanto o IG no grupo teste alcançou um valor significativamente menor do que nos controles após 28 semanas. Além disso, na semana 28, em ambos os grupos o

PD foi reduzido em relação aos dados pré-estudo. Concluiu-se que o triclosan/aditivo de óleo essencial em um dentifrício contendo flúor apresentou antiingivite distinta, bem como efeitos inibidores da placa durante um período de 28 semanas de manutenção em pacientes com periodontite.

Grossman E et al. (2002) [26] conduziram um ensaio clínico duplo cego, paralelo, randomizado e controlado para avaliar os efeitos de um dentifrício 0,28% triclosan/5% pirofosfato (com NaF/sílica) sobre a placa dentária e gengivite, em comparação com um dentifrício controle negativo de NaF/sílica. 186 indivíduos participaram durante seis meses. Um exame inicial foi realizado para avaliar a saúde dos tecidos moles e duros bucais e para medir a placa (pelo índice Quigley-Hein modificado de Turesky), a gengivite (pelos índices Loe-Silness Gingival e Ainamo e Bay Gingival Bleeding [GBI]). Apenas aqueles sujeitos com um escore GBI > ou = 5 foram aceitos no estudo. Cada indivíduo inscrito recebeu uma profilaxia oral e foi solicitado a escovar e usar fio dental duas vezes por dia com o controle negativo de NaF/silica dentifrice. Após um mês, os sujeitos foram chamados de volta e foi realizado um exame de base para cada um dos parâmetros descritos anteriormente. Após o exame basal, os sujeitos receberam outra profilaxia oral. Os sujeitos foram então separados por sexo e por escores de GBI basal de < ou = 7 ou > 7 e ordenados pelas mudanças nos locais de sangramento de GBI do inicial para o basal. Dentro dos estratos, os sujeitos foram designados aleatoriamente para escovar duas vezes por dia com o triclosan/pirofosfato dentifrício ou com o dentifrício de controle negativo. Os sujeitos foram subsequentemente examinados para todos os parâmetros acima descritos após o uso dos dentifrícios de teste durante cinco semanas, três e seis meses. Os dados gerados neste estudo foram analisados utilizando uma análise de covariância em todos os índices para todos os sujeitos que completaram os exames. Os resultados deste estudo demonstraram que o uso do triclosan/pirofosfato dentifrício resultou em reduções estatisticamente significativas dos dentifrícios. A placa em relação ao controle em 10% (p < 0,05), 15,4% (p < 0,01) e 13,9% (p < 0,01) às cinco semanas, três e seis meses, respectivamente. Entretanto, não houve diferença estatisticamente significativa entre os dentifrícios de teste para nenhuma das avaliações da gengivite ou sangramento gengival ao longo do estudo. Com base 1) no fato de que os indivíduos possuíam gengivite induzida por placas neste estudo clínico, 2) na similaridade da magnitude das reduções de placas observadas a partir da dentifrícia triclosan/pirofosfato em relação àquelas relatadas para outras dentifrícias contendo triclosan, 3) na similaridade da dose de triclosan em relação a outras dentifrícias triclosan, e 4) na magnitude relatada das reduções de gengivite a partir de outras dentifrícias contendo triclosan, estes achados foram inesperados. Possíveis explicações destes resultados são que a dentifríciatriclosan/pirofosfato pode ser unicamente diferente de outras dentifrícias triclosan em relação aos seus efeitos sobre a gengivite, ou, alternativamente, o desenho clínico aqui utilizado pode não ser otimizado para a dentifrícia triclosan/pirofosfato.

Mankodi S et al (2002) [27] Realizaram um estudo clínico de seis meses, duplo-cego, conduzido em harmonia com as diretrizes da American Dental Association, com o objetivo de fornecer uma comparação entre a Colgate Total Toothpaste e a Crest Gum Care Toothpaste no que diz respeito aos seus níveis de eficácia para o controle da placa dentária supragingival e gengivite, e no que diz respeito aos níveis de coloração dentária associados ao seu uso. Os indivíduos adultos do sexo masculino e feminino da área de Edimburgo, Escócia, foram incluídos no estudo e estratificados em dois grupos de tratamento, que foram equilibrados em relação à idade, sexo, índices de Quigley-Hein

Plaque Index e índices de Loe-Silness Gingival Gingival Index. Os sujeitos receberam uma profilaxia oral e foram instruídos a escovar os dentes duas vezes ao dia (de manhã e à noite) durante um minuto com o dentifrício designado, utilizando uma escova de dentes de cerdas macias. Os exames de placa bacteriana, gengivite e coloração de dentes extrínsecos foram realizados após três meses e novamente após seis meses de uso da dentifrícia do estudo. Cento e nove (109) sujeitos cumpriram o protocolo e completaram todo o estudo clínico de seis meses. Nos exames de três e seis meses de estudo, o grupo Colgate Total Toothpaste exibiu estatisticamente menos placa bacteriana, gengivite e coloração dentária extrínseca do que o grupo Crest Gum Care Toothpaste. No exame semestral, a magnitude dessas diferenças excedeu 18% para todos os seis parâmetros medidos (18,7% para o Índice de Gravidade da Placa, 60,5% para o Índice de Gravidade da Placa, 22,2% para o Índice Gengivite, 85,1% para o Índice de Gravidade da Gengivite, 45,3% para a intensidade da coloração e 46,3% para a área de coloração). Dessa forma, os resultados desse estudo clínico de seis meses apoiaram a conclusão de que a Colgate Total Toothpaste proporciona uma vantagem estatisticamente significativa e substancial em eficácia para o controle da placa bacteriana e gengivite sobre a Crest Gum Care Toothpaste, ao mesmo tempo em que proporciona um melhor controle contra o desenvolvimento da coloração dentária extrínseca.

Winston JL et al. (2002) [28] empreenderam um estudo para testar prospectivamente como indivíduos com uma gama de níveis de doença de base (que abrangeu a gama de gravidade da gengivite documentada na literatura triclosana) se beneficiam de um dentifrício triclosan. Este estudo foi um estudo randomizado, duplo-cego e paralelo, com duração de seis meses, onde os sujeitos foram escovados duas vezes ao dia com triclosan/pirofosfato, triclosan/copolímero, placebo triclosan ou dentifrício controle de fluoreto de sódio (NaF), seguindo uma profilaxia. Tanto a gengivite quanto o sangramento foram medidos usando o Índice Gengival Loe-Silness (GI) e a placa foi medida usando o Índice de Placa Turesky. As comparações entre tratamentos foram feitas usando uma análise de covariância. No mês 3, o grupo triclosan/pirofosfato apresentou uma média relativa de 14,4% de benefício da placa em relação ao grupo placebo triclosan (com um valor de p associado de 0,004), e os indivíduos que utilizaram triclosan/copolímero tiveram uma redução média de 16,2% nos locais de sangramento do GI em relação aos que utilizaram o controle de NaF (com um valor de p associado de 0,031). Os resultados gerais não demonstraram um efeito de tratamento para a gengivite ou placa para a dentifrícia contendo triclosan no mês 6. Houve evidência de uma modesta eficácia anti-gengivite no placebo triclosan. Em um esforço para entender melhor como a gravidade da doença basal pode ter impactado o resultado do estudo, análises adicionais foram realizadas para investigar se a magnitude de um efeito triclosan estava relacionada aos níveis da gengivite basal. Uma análise do modelo de covariância incorporando um efeito de interação do grupo basal indicou que a magnitude das diferenças do tratamento dependia dos escores basais O efeito foi mais pronunciado para os locais de sangramento GI. Análises posteriores mostraram que as diferenças entre os dentifrícios triclosan e os dentifrícios controle de NaF estavam presentes apenas para indivíduos com mais de 33 a 63 locais de sangramento, dependendo da comparação específica. Estes achados foram ilustrados através de uma série de análises de subconjuntos em indivíduos com > ou = 20 (população total do estudo), > ou = 31, > ou = 40 e > ou = 45 locais de sangramento GI de base. A magnitude do efeito do tratamento tanto para os locais de sangramento GI como para os locais de sangramento GI aumentou com cada subconjunto seguinte. Ao contrário do necessário para outros agentes antimicrobianos utilizados em produtos de cuidados orais, estes resultados sugerem que um desenho de estudo, que inclui indivíduos com gengivite mais grave na linha de base, tem a sensibilidade necessária para demonstrar os benefícios do tratamento para os dentifrícios triclosan.

Pistorius A et al (2003) [29] investigaram a eficácia de uma bochecha à base de ervas em combinação com um irrigador oral na redução da inflamação gengival. Um total de 89 pacientes (45 mulheres, 44 homens; idade média de 49,1 +/- 1,31 anos) foram incluídos neste estudo clínico prospectivo, randomizado, duplo-cego e alocados em 3 grupos de tratamento: grupo 1 (n =34), tratado com um irrigante oral com pontas subgengivais e um irrigante bucal à base de ervas; grupo 2 (n = 29), o irrigante oral foi aplicado em combinação com um colutório convencional; e grupo 3 (n = 26), tratado com o colutório convencional sem irrigação subgengivosa.Os dados coletados na linha de base e após 4, 8 e 12 semanas incluíram índice gengival (IG), índice de sangramento do sulco (IAS), índice de placa (IP) e profundidade de sondagem (PD).Durante um período de 3 meses, o IG diminuiu de 1,80 +/- 0,04 para 1,56 +/- 0,04 no grupo 1; de 1,79 +/- 0,05 para 1,68 +/-0,04 no grupo 2; e permaneceu praticamente constante no grupo 3 (de 1,79 +/- 0,05 para 1,81 +/-0,04). As diferenças entre os grupos foram significativas (análise de variância, P < 0,05). Os valores das ISC no grupo 1 foram reduzidos de 2,51 +/- 0,06 para 2,13 +/- 0,06 após 3 meses e foram significativamente inferiores aos do grupo 2 (P = 0,001) e 3 (P = 0,002), com ISC de 2,44 +/- 0,06 e 2,42 +/- 0,07, respectivamente, após 12 semanas. Uma redução na PI foi observada para os 3 grupos ao longo do período de acompanhamento, sem diferenças estatisticamente significativas. As profundidades de apalpação não foram reduzidas significativamente em nenhum grupo. Eles concluíram que a irrigação subgengival com uma boca-rina à base de ervas levou a uma redução significativa tanto na SBI quanto na IG. Este regime pode, portanto, ser recomendado como um procedimento adjunto para reduzir a inflamação gengival.

Pannuti CM et al (2003) [30] avaliaram o efeito do paradontax dentifrice na redução da placa bacteriana e gengivite. Os sujeitos foram alocados aleatoriamente no grupo teste (n=15) ou no grupo controle (n=15), os níveis de placa foram medidos usando a modificação do índice de placa de quigley hein e a gengivite foi avaliada com o índice gengival. Os resultados mostraram que não houve diferenças estatisticamente significativas entre os grupos na linha de base (p= 0,96) ou após 21 dias (p= 0,48) no índice de placa, houve um padrão de diminuição dos níveis de placa em ambos os grupos. Também não houve diferença entre os grupos na linha de base (p= 0,92) no índice gengival, observou-se uma diminuição significativa no grupo teste (p< 0,001). O grupo controle mostrou um decréscimo na gengivite, embora não estatisticamente significativo (p=0,059). Os autores concluíram que o paradontax dentifrice não apresentou vantagem clínica significativa em relação à pasta dental convencional com flúor.

Ozaki F et al (2006) [31] verificaram a eficácia de um dentifrício herbal na redução da placa bacteriana e gengivite. Quarenta e oito voluntários com gengivite estabelecida foram designados aleatoriamente para um grupo teste (dentifrício herbal) ou grupo controle positivo (dentifrício com triclosan e flúor). As dentifrícias foram distribuídas em tubos brancos simples por uma farmácia independente, que revelou o conteúdo de cada tubo somente após o período experimental. As avaliações de placa e gengivite foram realizadas na linha de base e após 28 dias de uso do produto. Todos os exames foram conduzidos pelo mesmo investigador calibrado. Os sujeitos foram instruídos a escovar os dentes três vezes ao dia, utilizando o dentifrício designado, durante 28 dias.

Houve uma redução significativa nos níveis de placa bacteriana tanto no grupo teste quanto no grupo controle. Entretanto, não houve diferença significativa entre os grupos. Uma redução significativa na gengivite foi observada em ambos os grupos, embora não tenha havido diferença significativa entre eles. Não foram relatadas reacções adversas. Os autores concluíram que ambos os dentifrícios foram eficazes na redução da placa bacteriana e gengivite em indivíduos com gengivite estabelecida.

De oliveira et al (2008) [32] avaliaram o efeito do Aloe veraon na redução da placa e gengivite num ensaio aleatório, paralelo e duplo-cegoclínico. Os sujeitos foram alocados aleatoriamente ao grupo teste (n=15) dentifrício contendo Aloe vera- ou ao grupo controle(n=15) - dentifrício fluoretado. O índice de placa (IP) e o índice de sangramento gengival (GBI) foram avaliados nos dias 0 e 30. Os sujeitos foram solicitados a escovar os dentes com o dentifrício controle ou teste, três vezes ao dia, durante um período de 30 dias. Houve redução tão significativa na placa bacteriana e gengivite em ambos os grupos, mas nenhuma diferença estatisticamente significativa foi observada entre os grupos (p>0,01). O dentifrício contendo Aloe veradid não mostrou qualquer efeito adicional sobre a placa e gengivite controlcomparada ao dentifrício fluoretado.

Mateu FA et al (2008) [33] avaliaram a eficácia de um dentifrício contendo 0,3% de triclosan / 2,0% de polivinilmetil éter / copolímero maleico (PVM/MA) / 0,243% de fluoreto de sódio em uma base de sílica dupla 17% (Colgate Total Advanced Toothpaste-Test Dentifrice) para o controle da placa supragingival e gengivite estabelecidas, em relação à de um dentifrício disponível comercialmente contendo 0.243% de fluoreto de sódio em uma base de sílica (Crest Cavity Protection Toothpaste-Control Dentifrice). Noventa e quatro (94) sujeitos cumpriram o protocolo e completaram o estudo. Em relação ao grupo Control Dentifrice, o grupo Test Dentifrice apresentou índices de placa bacteriana e índice gengival significativamente mais baixos (18,6% e 15,8%, respectivamente) após três meses de uso do produto. Da mesma forma, em relação ao grupo Control Dentifrice, o grupo Test Dentifrice apresentou reduções estatisticamente significativas nos escores do índice da placa bacteriana e do índice gengival medidos em locais próximos (17,0% e 16,3%, respectivamente), e reduções estatisticamente significativas nos escores do índice de gravidade da placa bacteriana e do índice de gravidade da gengivite (22,2% e 46,9%, respectivamente) após três meses de uso do produto. Em relação ao grupo Control Dentifrice, o grupo Test Dentifrice apresentou índices de placa bacteriana total e gengival estatisticamente mais baixos (23,4% e 21,3%, respectivamente) após seis meses de uso do produto. Da mesma forma, em relação ao grupo Control Dentifrice, o grupo Test Dentifrice apresentou reduções estatisticamente significativas nos escores do índice da placa bacteriana e do índice gengival medidos em locais próximos (21,1% e 23,0%, respectivamente), e reduções estatisticamente significativas nos escores do índice de gravidade da placa bacteriana e do índice de gravidade gengival (27,1% e 64,5%, respectivamente) após seis meses de uso do produto.Os resultados gerais deste estudo clínico duplo-cego, conduzido de acordo com os critérios quantitativos estabelecidos pela American Dental Association, apoiam a conclusão de que um dentifrício contendo 0,3% de triclosan/2,0% de copolímero PVM/MA/0,243% de fluoreto de sódio em uma base de sílica dupla 17% é eficaz para o controle da placa supragengival e gengivite estabelecidas.

Pradeep A.R. Et al (2009) [34] realizou um estudo clínico piloto randomizado, duplo-cego, para comparar a eficácia de uma pasta de dentes de teste à base de ervas na redução da placa existente, gengivite e manchas dentárias extrínsecas com um placebo, durante seis semanas. 48 sujeitos foram instruídos a escovar duas vezes ao dia com a pasta de dentes fornecida (teste ou placebo) e escova de dentes usando o método de escovação de baixo modificado e a abster-se de outras formas não designadas de auxiliares de higiene oral. Os sujeitos foram avaliados na linha de base, 2, 4 e 6 semanas, usando Turesky et al. modificação do índice de placa de Quigley & Hein, índice gengival e Macpherson et al. modificação do índice de coloração Lobene. Imediatamente após completar seis semanas, os sujeitos receberam uma profilaxia profissional. Ambas as pastas dentárias foram consideradas eficazes na redução da placa existente, gengivite e manchas dentárias extrínsecas. O creme dental de teste resultou em uma melhora estatisticamente significativa em todos os parâmetros, exceto no índice da placa bacteriana, quando comparado com o creme dental placebo, ao final de 6 semanas. Os resultados do presente estudo implicariam que o creme dental de teste à base de ervas poderia conferir algumas propriedades adicionais de gengivite e redução de manchas extrínsecas além da pasta de placebo.

George J et al (2009) [35] conduziram um ensaio clínico controlado duplo-cego com grupos paralelos para investigar a eficácia de uma pasta de dentes à base de ervas no controle da placa bacteriana e gengivite, em comparação com um dentifrício convencional. A eficácia do Colgate Herbal sobre a pasta dentária Colgate foi avaliada neste estudo. Trinta sujeitos com gengivite participaram do estudo. Todos os participantes tinham pelo menos 20 dentes naturais sem profundidade de sondagem maior que 3mm e um índice de placa bacteriana de 2 ou mais na linha de base. Na linha de base, os parâmetros clínicos como índice gengival, índice de placa bacteriana e pH salivar foram estimados. O teste t pareado foi usado para comparar a diferença dentro dos grupos e o teste t não pareado foi usado para comparar a diferença entre os grupos na linha de base e no 30Â° dia. Ao final do estudo, houve reduções estatisticamente significativas no índice gengival e nos escores do índice de placa dentro do grupo de teste. No entanto, não houve diferenças estatisticamente significativas entre os grupos teste e controle. As alterações do pH salivar não foram estatisticamente significativas no grupo teste, mas foram deslocadas mais para a faixa ácida no grupo controle.

Vidya Dodwad et al (2011) [36] realizaram um estudo no qual trinta sujeitos diagnosticados com gengivite crônica generalizada foram selecionados e divididos aleatoriamente em três grupos: Grupo 1 creme dental herbal, grupo 2 creme dental homeopático e grupo 3 creme dental convencional. Os pacientes foram instruídos a utilizar a pasta e a avaliação clínica da escova dentária alocada foi realizada utilizando o índice gengival, o índice de placa bacteriana e o pH salivar na linha de base e 21 dias. Ao final do estudo, houve diferença estatística nos escores gengivais e de placa bacteriana em todos os três grupos, mas o grupo convencional apresentou maior redução em todos os três parâmetros. Não foi observada diferença estatisticamente significativa no pH da saliva em todos os três grupos.

Sushma et al (2011) [37] avaliam o estado da placa bacteriana e gengival em crianças através de uma escovação diária supervisionada de dentes por um período de 21 dias com dentifrício herbal disponível comercialmente em comparação com dentifrício não-herbal. 30 crianças entre 8 e 10 anos de idade com complemento total de dentição foram submetidas ao estudo após a escamação. Os escores de placa e gengival foram registrados durante todo o curso do estudo aos 0, 7 e 21 dias, sendo os escores médios submetidos a análises estatísticas. Houve redução significativa dos escores de placa e gengival do dia 0 até o final do estudo, em ambos os grupos. Embora a dentifrícia herbal tenha mostrado mais eficácia do que a não-herbal na redução dos escores gengivais, não houve diferença estatisticamente significativa entre os dois grupos.

Tatikonda A et al (2014) [38] investigaram a eficácia da pasta de dentes herbal (Dabur Red) no controle da placa bacteriana e gengivite, em comparação com a dentifrícia convencional (não herbal) (Pepsodent). Nesse estudo, foram investigados 30 indivíduos com idades entre 35 e 43 anos com gengivite estabelecida e pelo menos 20 dentes naturais, e com profundidade de sondagem <3mm. Após o período de washout, os escores de placa e índice gengival (IP e IG, respectivamente) foram avaliados nos dias 0 e 30. As diferenças entre os grupos foram comparadas com o teste Mann-Whitney U e os escores médios de PI e GI pelo teste Wilcoxon. A diferença estatística entre os pesos dos tubos dentifrícios nos dias 0 e 30 foi avaliada pelo teste t de Student. Ao final dos 30 dias do estudo, houve diferença estatisticamente significativa entre os dois grupos para os escores de placa e gengival.

Capítulo 4
MATERIAL E METODOLOGIA

Este estudo foi realizado no Departamento de Periodontologia da Faculdade e Centro de Pesquisa Odontológica do RKDF, BHOPAL. Este estudo, um ensaio clínico aleatório envolveu cem sujeitos que se reportaram ao OPD do Departamento de Periodontologia. O estudo foi realizado mantendo em consideração as recomendações do Conselho de Terapêutica Odontológica da Associação Americana de Odontologia.

Critérios de inclusão:

1. Pacientes adultos18- 50 anos de idade.

2. Paciente com diagnóstico de gengivite de tipo leve a moderado (com base no índice Gengival.)

3. Pacientes que não tinham recebido nenhuma terapia periodontal nos últimos 6 meses.

4. Deve estar presente um mínimo de 20 dentes.

5. Será selecionado o paciente disposto a dar o consentimento livre e esclarecido e disposto a cumprir com o estudo.

Critérios de Exclusão:

1. Pacientes medicamente comprometidos.

2. Mulheres grávidas e mães lactantes.

3. Pacientes que tenham uma profundidade de bolso superior a 4 mm.

4. Fumadores e mastigadores de tabaco.

5. Pacientes com aparelhos ortodônticos, RPD e FPD.

6. Pacientes com histórico conhecido de alergia a qualquer produto herbal ou agente químico.

7. Pacientes a tomar antibióticos nos últimos 3 meses.

ARMAMENTÁRIO

- Espelho bucal
- Pinça
- Sonda periodontal graduada William's
- Luvas
- Máscara Bucal
- Tampa da cabeça
- Bandeja de rins
- Algodão
- Aplicador de algodão
- Dentifrício herbáceo
- Dentifrício não-Herbal
- Agente revelador

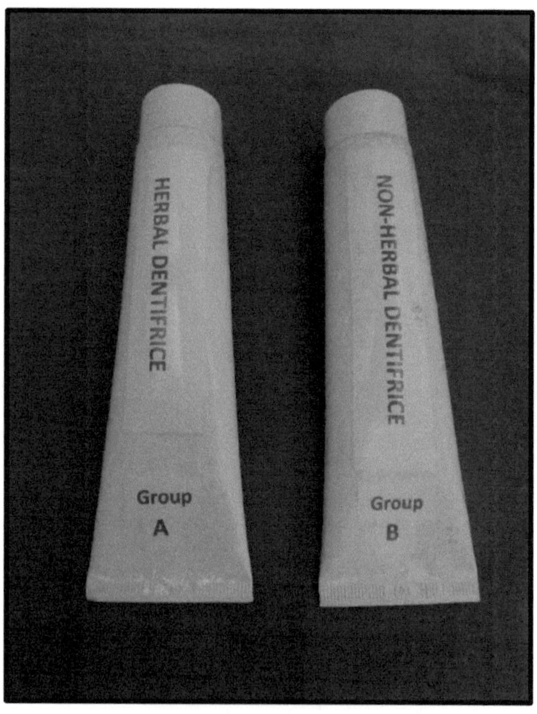

Método de recolha de dados

Todos os sujeitos tiveram que assinar um termo de consentimento livre e esclarecido antes de participar do estudo. Foram designados aleatoriamente para os grupos A e B. Foram selecionados pacientes com gengivite leve a moderada. Cada grupo consistia de 50 pacientes. Todos os 100 pacientes com gengivite leve a moderada foram submetidos a terapia de Fase I (escalonamento ultra-sônico). Após serem submetidos à escalada ultra-sônica...

Grupo A : os pacientes receberam dentifrício herbal.

Grupo B : Os pacientes receberam dentifrício não-herbal.

Antes da escalada, os parâmetros seguintes foram avaliados em todos os pacientes na linha de base = 0 dia.

- Índice da placa (Turskey et al [1970] modificação do índice da placa de Quigley Hein) [4].

-Índice gengival (Loe and Silness, 1963) [4].

Então, os mesmos parâmetros foram avaliados novamente aos 7 dias, 14 dias, 21 dias e 28 dias.

Gravação da placa e do índice gengival

1. A placa foi avaliada usando a modificação de Turesky do Quigley e Hein.

    Índice de placas (Turesky et al 1970).

    Os depósitos foram primeiro corados com uma solução reveladora, após a qual a formação da placa foi avaliada numa escala numérica, de acordo com os seguintes critérios

0 = Sem placa

1 = Folhas de placa separada na margem cervical

2 = Uma fina faixa contínua de placa na margem cervical

3 = Uma faixa de placa mais larga que 1 mm mas cobrindo menos de 1/3 rd da superfície.

4 = Placa cobrindo pelo menos 1/3 rd mas menos de 2/3 rd da superfície

5 = Revestimento de placa com mais de 2/3 rd das superfícies

A placa foi medida em todos os dentes presentes, exceto os dentes índice e os terceiros molares, em 6 locais ao redor de cada dente: mesiovestibular, vestibular médio, distobucal, distolingual, lingual médio e mesio lingual. Os valores foram adicionados e divididos por 6 para se obter a pontuação para cada dente. A pontuação individual do dente foi somada e dividida pelo número de dentes pontuados para se obter a pontuação individual da placa bacteriana.

A gengivite foi avaliada usando o sistema de índice gengival (Loe and Silness 1963; Loe 1967).

O índice gengival examina a inflamação gengival em uma escala numérica de acordo com os seguintes critérios

0 = Ausência de inflamação

1 = inflamação leve; sem sangramento na sonda

2 = Inflamação moderada; sangramento em sondas suaves

3 = Inflamação grave; hemorragia por sondagem suave e tendência a sangrar espontaneamente e ulceração.

A gengivite foi medida nos tecidos ao redor de cada dente são divididos em unidades de pontuação gengival: papila facial distal. Margem facial, papila facial mesial e toda a margem gengival lingüística. Os escores ao redor de cada dente são totalizados e divididos por quatro, obtém-se o escore do índice gengival para o dente. Totalizando todos os escores por dente e dividindo pelo número de dentes examinados, obtém-se o escore do índice gengival por pessoa. A gengivite foi avaliada nos mesmos pontos de localização que foram utilizados para a avaliação da placa bacteriana.

Os sujeitos receberam então uma profilaxia oral completa incluindo a remoção da placa supra-gengival e sub-gengival e depósitos de cálculos.

ANÁLISE ESTÁTICA

Os dados foram introduzidos num computador pessoal e a análise estatística foi feita usando o Statistical Package of Social Science (SPSS Versão 19; Chicago Inc., EUA), a comparação de dados foi feita aplicando testes estatísticos específicos para descobrir a significância estatística das comparações. Testes estatísticos relevantes foram utilizados, ou seja

O **teste ANOVA de uma maneira** foi utilizado para comparações intragrupo(ou seja, 7° dia, 14° dia,21° dia e 28° dia).

O **teste de tukey pós-hoc** foi usado para encontrar a diferença de pares entre cada intervalo de tempo.

O **teste t de Student Unpaired foi** usado para comparação da distribuição etária em ambos os grupos e também para comparações intergrupais.

O **teste Z** foi utilizado para comparar a distribuição de gênero em ambos os grupos.

A média e o desvio padrão (DP) foram calculados para cada grupo em relação aos dois diferentes dentifrícios nos diferentes pontos de tempo (ou seja, 7 dias, 14 dias, 21 dias e 28 dias).

A significância estatística foi fixada em 0,05.

FÓRMULAS ESTATÍSTICAS UTILIZADAS NO ESTUDO

Média e Desvio Padrão:

Média $\quad \bar{x} = \frac{1}{N} \sum_{i=1}^{N} x_i \quad$ e S.D. $\quad s = \sqrt{\dfrac{\sum (x - \bar{x})^2}{n - 1}}$

Fórmula para desvio padrão (s), onde x é um item de dados, $\bar{x}$ é a média e n é o tamanho da amostra.

$$SE = \frac{SD}{\sqrt{(n)}}$$

Fórmula de erro padrão (SE), onde SD é o desvio padrão e n é o tamanho da amostra.

ANOVA unidireccional:

$$F = \frac{MST}{MSE}$$

Onde,
F = Coeficiente Anova
MST = Soma média dos quadrados devido ao tratamento
MSE = Soma média dos quadrados devido a erro.

A fórmula para o MST é dada abaixo:

$$MST = \frac{SST}{p - 1}$$
$$SST = \sum n(x - \bar{x})^2$$

Onde,

SST = Soma dos quadrados devido ao tratamento
p = Número total de populações
n = Número total de amostras em uma população.

A fórmula para MSE é dada abaixo:

$$MSE = \frac{SSE}{N - p}$$
$$SSE = \sum (n - 1)S^2$$

Onde,

SSE = Soma dos quadrados devido a erro
S = desvio padrão das amostras
N = Número total de observações

T-Teste Não-Comparado Duas Amostra:

$$S_P = \sqrt{\frac{(n_1 - 1)S_1^2 + (n_2 - 1)S_2^2}{n_1 + n_2 - 2}}$$

Em todos os trabalhos com duas amostras t-teste os graus de liberdade ou df é:

$$df = n_1 + n_2 - 2$$

Teste Z para duas proporções de amostra:

$$\frac{(\bar{p}_1 - \bar{p}_2) - 0}{\sqrt{\bar{p}(1 - \bar{p})\left(\frac{1}{n_1} + \frac{1}{n_2}\right)}}$$

Onde   p1 é a proporção da primeira população (n1)

p2 a proporção da segunda população (n2)

O significado do valor de p foi calibrado como

P > 0.05 : Não significativo

0/01 < P < 0.05 : Significativo

0,001 < P < 0,01 : Muito significativo

P< 0,001 : Altamente significativo.

Capítulo 5
OBSERVAÇÃO E RESULTADOS

<u>**AGRUPAR UMA ANÁLISE**</u>

Tabela No. 1(A)
Comparação do índice de placas na Baseline, 7 dias, 14 dias, 21 dias e 28 dias no Grupo A

(N=50)

Grupo	Linha de base	7 dias	14 dias	21 dias	28 dias
Grupo A	2.18 ± 0.37	0.27 ± 0.21	0.56 ± 0.22	0.83 ± 0.26	1.18 ± 0.38

Teste de ANOVA unidireccional aplicado. Valor 'F' = 308,55, valor P = 0,000, Significativo

A tabela acima mostra o índice médio da placa no Grupo A (que recebeu dentrificações de ervas) na linha de base, 7 dias, 14 dias, 21 dias e 28 dias. O índice máximo de placa foi na linha de base (2,18 ± 0,37), após o início dos dentrifícios herbais, o índice médio da placa no 7° dia foi de 0,27 ± 0,21, depois no 14° dia foi de 0,56 ± 0,22, no 21° dia foi de 0,83 ± 0,26 e no 28° dia foi de 1,18 ± 0,38.

O índice médio da placa em diferentes intervalos de tempo foi comparado usando o teste One-way ANOVA. O valor de F obtido foi de 308,55, com um valor de P de 0,000, o que é estatisticamente muito significativo. Mostra que existe uma diferença significativa no índice médio da placa entre cada intervalo de tempo.

Para descobrir a diferença de par, foi aplicado o teste Post-hoc Tukey.

Tabela No. 1 (B)

Comparação das diferenças sensatas de pares no índice de placas no Grupo A

Pares	Diferenças de Meios	Valor 'T	P Valor
7 dias - linha de base	-1.908	-32.15	0.000*
14 dias - linha de base	-1.618	-27.26	0.000*
21 dia - linha de base	-1.346	-22.68	0.000*
28 dias - linha de base	-1.000	-16.85	0.000*
14 dias - 7 dias	0.290	4.89	0.000*
21 dias - 7 dias	0.562	9.47	0.000*
28 dias - 7 dias	0.908	15.30	0.000*
21 dia - 14 dia	0.272	4.58	0.000*
28 dias - 14 dias	0.618	10.41	0.000*
28 dia - 21 dia	0.346	5.83	0.000*

* - Estatisticamente Significativo.

A tabela post-hoc Tukey mostra a comparação da média do índice de placas no Grupo A. As comparações feitas foram 7 dias - linha de base, 14 dias - linha de base, 21 dias - linha de base, 28 dias - linha de base, 14 dias - 7 dias, 21 dias - 7 dias, 28 dias - 7 dias, 21 dias - 14 dias, 28 dias - 14 dias e 28 dias - 21 dias. O valor de P obtido para todas as comparações foi < 0,05, o que é estatisticamente significativo. Assim, mostra que houve uma diferença significativa entre cada par do intervalo de tempo no Grupo A.

O índice máximo de placa estava na linha de base e pelo menos estava aos 7 dias, o que aumentou gradualmente até 28 dias, mas não excedeu a pontuação da linha de base.

GRÁFICO 1

ÍNDICE DA PLACA MÉDIA (GRUPO A)

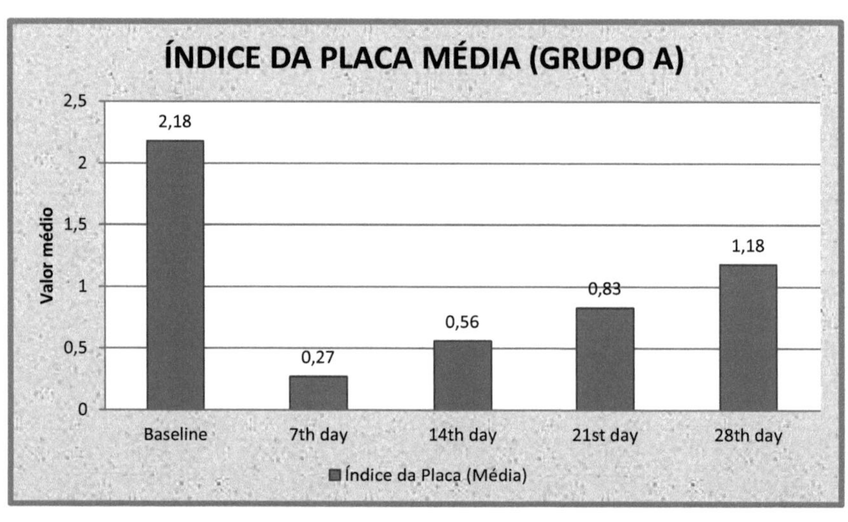

Tabela No. 2(A)

Comparação do Índice Gengival na Linha de Base, 7º dia, 14º dia, 21º dia e 28º dia no Grupo A

(N=50)

Grupo	Linha de base	7 dias	14 dias	21 dias	28 dias
Grupo B	1.56 ± 0.21	0.11 ± 0.02	0.22 ± 0.05	0.31 ± 0.06	0.41 ± 0.08

Teste de ANOVA unidireccional aplicado. Valor 'F' = 1573,34, valor P = 0,000, Significativo

A tabela acima mostra o índice gengival médio no Grupo A (que recebeu dentrificações herbais) na linha de base, 7 dias, 14 dias, 21 dias e 28 dias. O índice gengival máximo estava na linha de base (1,56 ± 0,21), após o início dos dentrificados não-herbais, o índice gengival médio no 7º dia foi de 0,11 ± 0,02, depois no 14º dia foi de 0,22 ± 0,05, no 21º dia foi de 0,31 ± 0,06 e no 28º dia foi de 0,41 ± 0,08.

O índice gengival médio em diferentes intervalos de tempo foi comparado usando o teste One-way ANOVA. O valor de F obtido foi 1573,34, com um valor de P de 0,000, o que é estatisticamente muito significativo. Ele mostra que existe uma diferença significativa no índice gengival médio entre cada intervalo de tempo.

Para descobrir a diferença de par, foi aplicado o teste Post-hoc Tukey.

Tabela No.2 (B)

Comparação das diferenças de índice gengival em pares no grupo A

Pares	Diferenças de Meios	Valor 'T	P Valor
7 dias - linha de base	-1.452	-68.93	0.000*
14 dias - linha de base	-1.339	-63.55	0.000*
21 dia - linha de base	-1.250	-59.35	0.000*
28 dias - linha de base	-1.148	-54.47	0.000*
14 dias - 7 dias	0.113	5.39	0.000*
21 dias - 7 dias	0.202	9.59	0.000*
28 dias - 7 dias	0.305	14.47	0.000*
21 dia - 14 dia	0.089	4.20	0.000*
28 dias - 14 dias	0.191	9.08	0.000*
28 dia - 21 dia	0.103	4.88	0.001*

* - Estatisticamente Significativo.

A tabela post-hoc Tukey mostra a comparação média dos índices gengivais no Grupo A. As comparações feitas foram 7 dias - linha de base, 14 dias - linha de base, 21 dias - linha de base, 28 dias - linha de base, 14 dias - 7 dias, 21 dias - 7 dias, 28 dias - 7 dias, 21 dias - 14 dias, 28 dias - 14 dias e 28 dias - 21 dias. O valor de P obtido para todas as comparações foi < 0,05, o que é estatisticamente significativo. Assim, mostra que houve uma diferença significativa entre cada par do intervalo de tempo no Grupo A.

O índice gengival máximo estava na linha de base e pelo menos aos 7 dias, que aumentou gradualmente até aos 28 dias, mas não excedeu a pontuação da linha de base.

44

GRÁFICO-2

ÍNDICE GENGIVAL MÉDIO (GRUPO A)

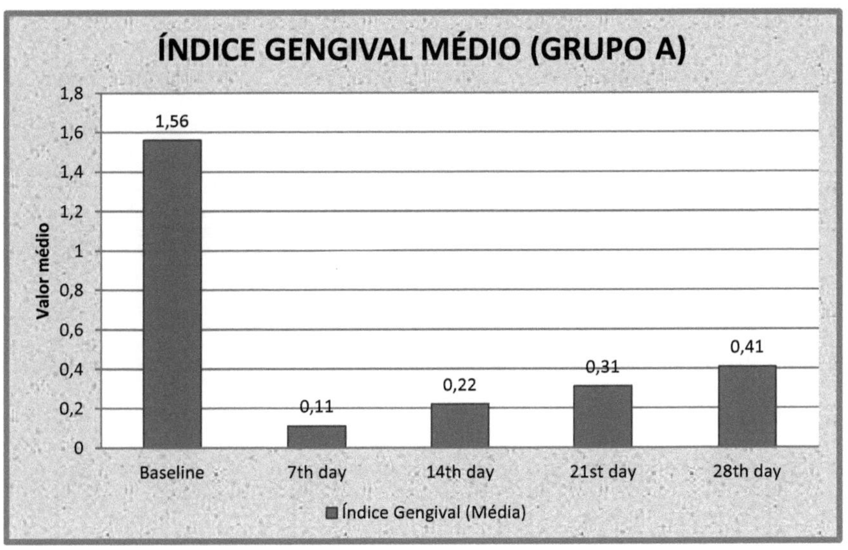

<u>**ANÁLISE DE GRUPO B**</u>

Tabela No. 3(A)

Comparação do índice de placas na Baseline, 7 dias, 14 dias, 21 dias e 28 dias no Grupo B

(N=50)

Grupo	Linha de base	7 dias	14 dias	21 dias	28 dias
Grupo B	2.08 ± 0.29	0.41 ± 0.23	0.73 ± 0.17	1.02 ± 0.19	1.36 ± 0.27

Teste de ANOVA unidireccional aplicado. Valor 'F' = 371,68, valor P = 0,000, Significativo

A tabela acima mostra o índice médio da placa no Grupo B (que recebeu dentrificações não-herbais) na linha de base, 7 dias, 14 dias, 21 dias e 28 dias. O índice máximo da placa foi na linha de base (2,08 ± 0,29), após o início dos dentrificados não-herbais, o índice médio da placa no 7° dia foi de 0,41 ± 0,23, depois no 14° dia foi de 0,73 ± 0,17, no 21° dia foi de 1,02 ± 0,19 e no 28° dia foi de 1,36 ± 0,27.

O índice médio da placa em diferentes intervalos de tempo foi comparado usando o teste One-way ANOVA. O valor de F obtido foi de 371,68, com um valor de P de 0,000, o que é estatisticamente muito significativo. Mostra que existe uma diferença significativa no índice da placa média entre cada intervalo de tempo.

Para descobrir a diferença de par, foi aplicado o teste Post-hoc Tukey.

Tabela No. 3(B)

Comparação das diferenças em pares no índice da placa no grupo B

Pares	Diferenças de Meios	Valor 'T	P Valor
7 dias - linha de base	-1.670	-35.48	0.000*
14 dias - linha de base	-1.350	-28.68	0.000*
21 dia - linha de base	-1.056	-22.44	0.000*
28 dias - linha de base	-0.716	-15.21	0.000*
14 dias - 7 dias	0.320	6.80	0.000*
21 dias - 7 dias	0.614	13.05	0.000*
28 dias - 7 dias	0.954	20.27	0.000*
21 dia - 14 dia	0.294	6.25	0.000*
28 dias - 14 dias	0.634	13.47	0.000*
28 dia - 21 dia	0.340	7.22	0.000*

* - Estatisticamente Significativo.

A tabela post-hoc Tukey mostra a comparação da média do índice de placas no Grupo B. As comparações feitas foram 7 dias - linha de base, 14 dias - linha de base, 21 dias - linha de base, 28 dias - linha de base, 14 dias - 7 dias, 21 dias - 7 dias, 28 dias - 7 dias, 21 dias - 14 dias, 28 dias - 14 dias e 28 dias - 21 dias. O valor de P obtido para todas as comparações foi < 0,05, o que é estatisticamente significativo. Assim,mostra que houve uma diferença significativa entre cada par do intervalo de tempo no Grupo B.

O índice máximo de placa estava na linha de base e pelo menos estava aos 7 dias, o que aumentou gradualmente até 28 dias, mas não excedeu a pontuação da linha de base.

GRÁFICO-3

ÍNDICE DA PLACA MÉDIA (GRUPO B)

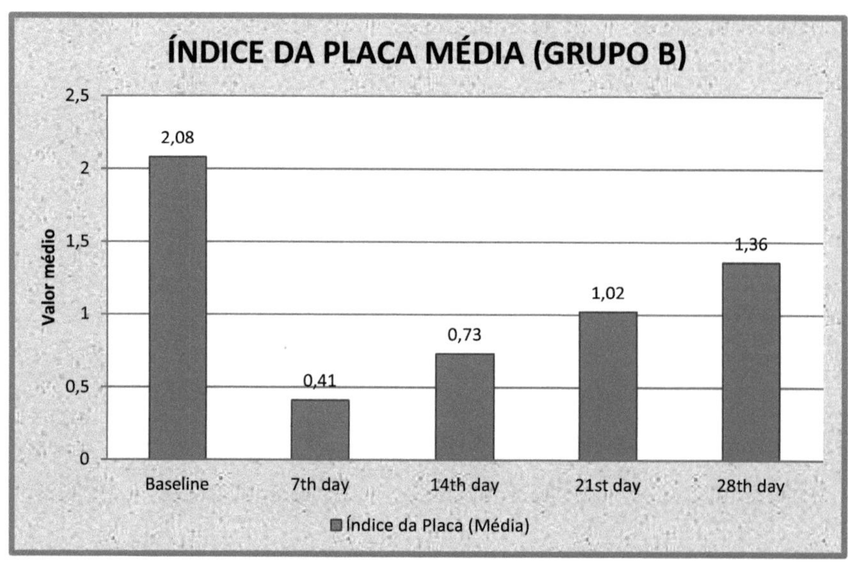

Tabela No.4(A)

Comparação do Índice Gengival na Linha de Base, 7 dias, 14 dias, 21 dias e 28 dias no Grupo B

(N=50)

Grupo	Linha de base	7 dias	14 dias	21 dias	28 dias
Grupo B	1.59 ± 0.27	0.11 ± 0.02	0.20 ± 0.03	0.30 ± 0.03	0.39 ± 0.05

Teste de ANOVA unidireccional aplicado. Valor 'F' = 12,15,63, valor P = 0,000, Significativo

A tabela acima mostra o índice gengival médio no Grupo B (que recebeu dentrificações não-herbais) na linha de base, 7 dias, 14 dias, 21 dias e 28 dias. O índice gengival máximo foi na linha de base (1,59 ± 0,27), após o início dos dentrificados não-herbais, o índice gengival médio no 7° dia foi de 0,11 ± 0,02, depois no 14° dia foi de 0,20 ± 0,3, no 21° dia foi de 0,30 ± 0,03 e no 28° dia foi de 0,39 ± 0,05.

O índice gengival médio em diferentes intervalos de tempo foi comparado usando o teste One-way ANOVA. O valor de F obtido foi de 1215,63, com um valor de P de 0,000, o que é estatisticamente muito significativo. Ele mostra que existe uma diferença significativa no índice gengival médio entre cada intervalo de tempo.

Para descobrir a diferença de par, foi aplicado o teste Post-hoc Tukey.

Tabela No.4(B)

Comparação das diferenças em pares no índice gengival do grupo B

Pares	Diferenças de Meios	Valor 'T	P Valor
7 dias - linha de base	-1.490	-60.11	0.000*
14 dias - linha de base	-1.395	-56.26	0.000*
21 dia - linha de base	-1.296	-52.27	0.000*
28 dias - linha de base	-1.198	-48.34	0.000*
14 dias - 7 dias	0.095	3.85	0.001*
21 dias - 7 dias	0.194	7.84	0.000*
28 dias - 7 dias	0.291	11.77	0.000*
21 dia - 14 dia	0.098	3.99	0.001*
28 dias - 14 dias	0.196	7.92	0.000*
28 dia - 21 dia	0.097	3.93	0.001*

* - Estatisticamente Significativo.

A tabela de Tukey pós-hoc mostra a comparação média dos índices gengivais no Grupo B. As comparações feitas foram 7 dias - linha de base, 14 dias - linha de base, 21 dias - linha de base, 28 dias - linha de base, 14 dias - 7 dias, 21 dias - 7 dias, 28 dias - 7 dias, 21 dias - 14 dias, 28 dias - 14 dias e 28 dias - 21 dias. O valor de P obtido para todas as comparações foi < 0,05, o que é estatisticamente significativo. Assim,mostra que houve uma diferença significativa entre cada par do intervalo de tempo no Grupo B.

O índice gengival máximo estava na linha de base e pelo menos aos 7 dias, que aumentou gradualmente até aos 28 dias, mas não excedeu a pontuação da linha de base.

ÍNDICE GENGIVAL MÉDIO(GRUPO B)

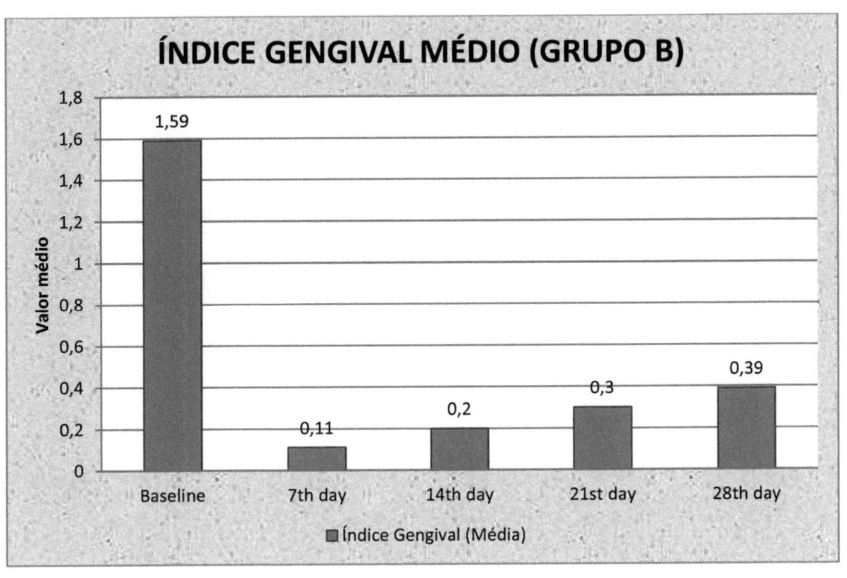

<u>**ANÁLISE COMPARATIVA**</u>

Tabela No. 5

Comparação da idade entre o grupo A e o grupo B

(N=50)

Parâmetro	Grupo A (Média ± SD)	Grupo B (Média ± SD)	Valor 't'.	P Valor
Idade (Anos)	29.88 ± 7.20	25.56 ± 4.19	3,67, df=98	0.000*

Teste "t" não emparelhado aplicado. Valor P < 0,05, tomado como estatisticamente significativo

A tabela acima mostra a idade média dos pacientes selecionados tanto no Grupo A como no Grupo B.

No grupo A, a idade média foi de 29,88 ± 7,20 anos, enquanto no grupo B, foi de 25,56 ± 4,19 anos . A comparação da média foi feita usando o teste "t" não pareado. O valor de P obtido foi de 0,000, o que é estatisticamente significativo, mostrando uma maior média de idade no grupo A em comparação com o grupo B.

GRÁFICO 5

COMPARAÇÃO DA IDADE MÉDIA

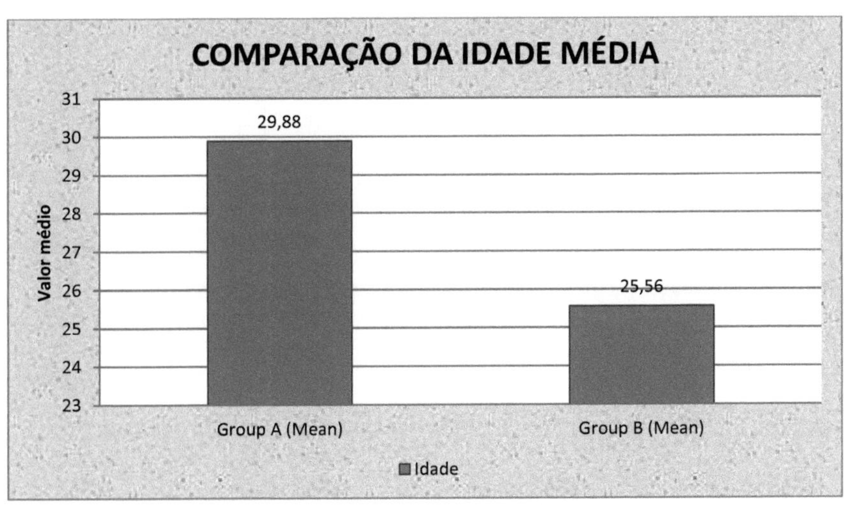

Tabela nº 6

Comparação de género entre o Grupo A e o Grupo B

(N=50)

Gênero	Grupo A		Grupo B		teste 'Z'.	P Valor
	Não.	%	Não.	%		
Homem	27	54.00	26	52.00	0.20	0,841, NS
Feminino	23	46.00	24	48.00	-0.20	0,841, NS

Teste Z para proporção de 2 amostras aplicadas. Valor P < 0,05, tomado como estatisticamente significativo

A tabela acima mostra a proporção de machos e fêmeas em ambos os grupos.

No grupo A, havia 27 (54%) machos e 23 (46%) fêmeas.

No grupo B, havia 26 (52%) machos e 24 (48%) fêmeas.

As proporções foram comparadas usando o teste Z para proporção de 2 amostras.

Para os homens, o valor Z obtido foi de 0,20, com um valor P de 0,841, o que não é estatisticamente significativo. Assim, não houve diferença na proporção de machos entre os dois grupos.

Para as fêmeas, o valor Z obtido foi de -0,20, com um valor P de 0,841, o que não é estatisticamente significativo. Assim, não houve diferença na proporção de fêmeas entre os dois grupos.

Assim, podemos concluir que os grupos eram comparáveis no que diz respeito ao género.

GRÁFICO 6

DISTRIBUIÇÃO SENSATA EM FUNÇÃO DO SEXO

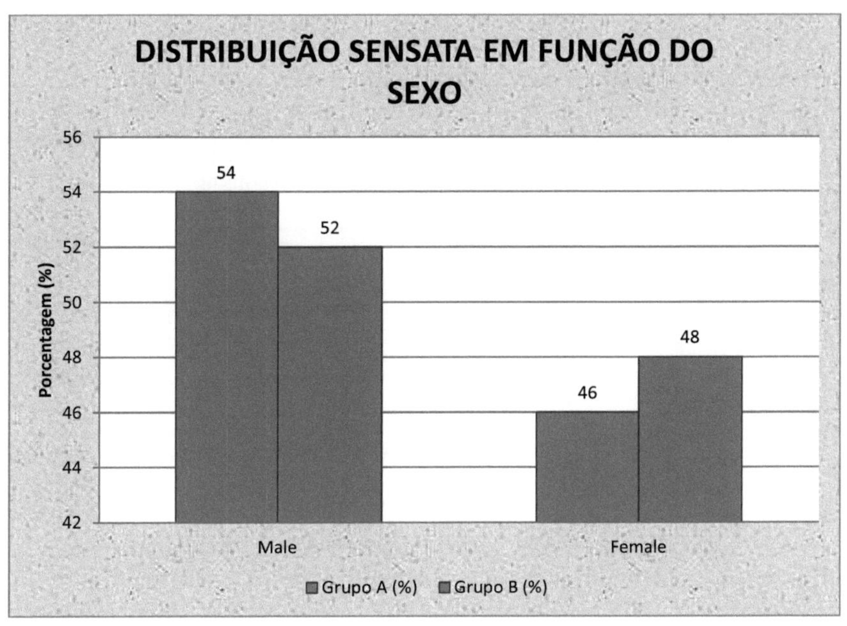

Tabela No. 7

Comparação do Índice de Placa entre os Grupos A e B

(N=50)

Intervalo de tempo	Grupo A (Média ± SD)	Grupo B (Média ± SD)	Valor 't'.	P Valor
Linha de base	2.18 ± 0.37	2.08 ± 0.29	1,47, df=98	0,145, NS
7 dias	0.27 ± 0.21	0.41 ± 0.23	-3.23, df=98	0.002*
14 dias	0.56 ± 0.22	0.73 ± 0.17	-4,29, df=98	0.000*
21 dias	0.83 ± 0.26	1.02 ± 0.19	-4.15, df=98	0.000*
28 dias	1.18 ± 0.38	1.36 ± 0.27	-2,83, df=98	0.006*

Teste "t" não emparelhado aplicado. Valor P < 0,05, tomado como estatisticamente significativo

A tabela acima mostra o índice médio da placa em diferentes intervalos de tempo em ambos os grupos.

No grupo A, o índice médio da placa na linha de base foi 2,18 ± 0,37, no 7° dia foi 0,27 ± 0,21, no 14° dia foi 0,56 ± 0,22, no 21° dia foi 0,83 ± 0,26 e no 28° dia foi 1,18 ± 0,38.

No grupo B, o índice médio da placa na linha de base foi 2,08 ± 0,29, no 7° dia foi 0,41 ± 0,23, no 14° dia foi 0,73 ± 0,17, no 21° dia foi 1,02 ± 0,19 e no 28° dia foi 1,36 ± 0,27.

A comparação do índice da placa média em cada intervalo de tempo entre os dois grupos foi feita usando o teste "t" não pareado. O valor 't' obtido na linha de base foi 1,47, com um valor de P > 0,05, o que não é estatisticamente significativo. Assim, no início do estudo, o índice da placa em ambos os grupos foi comparável, mostrando que a seleção dos grupos foi adequada.

Em 7 dias o valor 't' foi de -3,23, com um valor P de 0,002, o que é estatisticamente significativo. Assim, houve uma diferença estatisticamente significativa no índice da placa média em 7 dias com uma média superior no grupo B em comparação com o grupo A.

Em 14 dias o valor 't' foi de -4,29, com um valor P de 0,000, o que é estatisticamente significativo. Assim, houve uma diferença estatisticamente significativa no índice da placa média no 14º dia, com uma média mais alta no grupo B em comparação com o grupo A.

Em 21 dias o valor 't' foi de -4,15, com um valor P de 0,000, o que é estatisticamente significativo. Assim, houve uma diferença estatisticamente significativa no índice da placa média no 21º dia, com uma média mais alta no grupo B em comparação com o grupo A.

Em 28 dias o valor 't' foi de -2,83, com um valor P de 0,006, o que é estatisticamente significativo. Assim,houve uma diferença estatisticamente significativa no índice da placa média em 28 dias com uma média mais alta no grupo B em comparação com o grupo A .

Assim, podemos concluir que os dentrificados à base de plantas (Grupo A) foram capazes de reduzir muito melhor o índice de placa em comparação com os dentrificados não-herbais (Grupo B) durante um longo período de intervalo de tempo.

COMPARAÇÃO DO ÍNDICE DA PLACA MÉDIA ENTRE OS DOIS GRUPOS

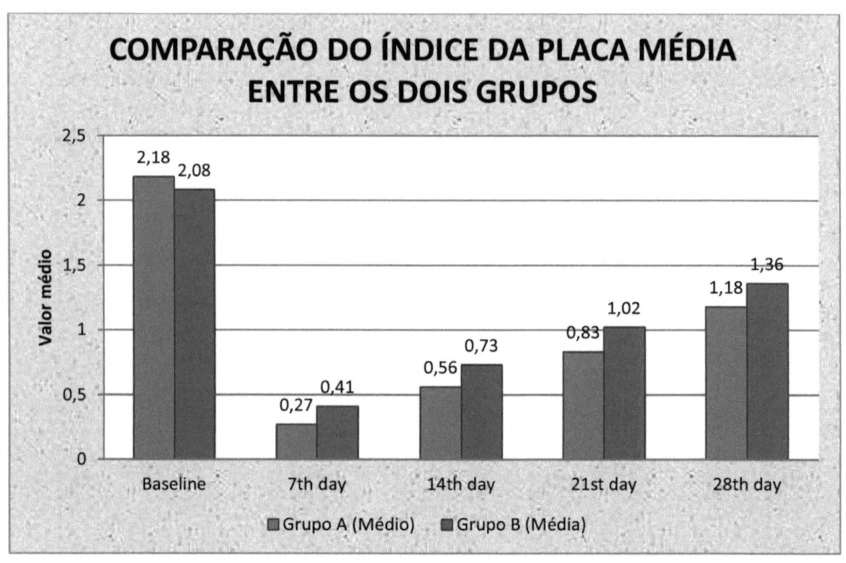

Tabela nº 8

Comparação do Índice Gengival entre o Grupo A e o Grupo B

(N=50)

Intervalo de tempo	Grupo A (Média ± SD)	Grupo B (Média ± SD)	Valor 't'.	P Valor
Linha de base	1.56 ± 0.21	1.59 ± 0.27	-0,85, df=98	0,399, NS
7 dias	0.11 ± 0.02	0.11 ± 0.02	-0,73, df=98	0,467, NS
14 dias	0.22 ± 0.05	0.20 ± 0.03	1,80, df=98	0,076, NS
21 dias	0.31 ± 0.06	0.30 ± 0.03	0,52, df=98	0,607, NS
28 dias	0.41 ± 0.08	0.39 ± 0.05	0,81, df=98	0,420, NS

Teste "t" não emparelhado aplicado. Valor P < 0,05, tomado como estatisticamente significativo

A tabela acima mostra o índice gengival médio em diferentes intervalos de tempo em ambos os grupos.

No grupo A, o índice gengival médio na linha de base foi de 1,56 ± 0,21, no 7 dia foi de 0,11 ± 0,02, no 14 dia foi de 0,22 ± 0,05, no 21 dia foi de 0,31 ± 0,06 e no 28 dia foi de 0,41 ± 0,08.

No grupo B, o índice gengival médio na linha de base foi de 1,59 ± 0,27, no 7° dia foi de 0,11 ± 0,02, no 14° dia foi de 0,20 ± 0,03, no 21° dia foi de 0,30 ± 0,03 e no 28° dia foi de 0,39 ± 0,05.

A comparação do índice gengival médio em cada intervalo de tempo entre os dois grupos foi feita usando o teste 't' não pareado.

Na linha de base, o valor 't' foi de -0,85, com um valor P de 0,399, o que não é estatisticamente significativo. Portanto, o índice gengival foi comparável na linha de base entre os dois grupos.

Em 7 dias o valor 't' foi de -0,73, com um valor P de 0,467, o que não é estatisticamente significativo. Portanto, o índice gengival foi comparável em 7 dias entre os dois grupos.

Em 14 dias o valor 't' era 1,80, com um valor P de 0,076, o que não é estatisticamente significativo. Portanto, o índice gengival foi comparável em 14 dias entre os dois grupos.

Em 21 dias o valor 't' era 0,52, com um valor P de 0,607, o que não é estatisticamente significativo. Portanto, o índice gengival foi comparável em 21 dias entre os dois grupos.

Em 28 dias o valor 't' foi de 0,81, com um valor P de 0,420, o que não é estatisticamente significativo. Portanto, o índice gengival foi comparável em 28 entre os dois grupos.

Assim, podemos concluir que não houve diferença significativa no índice gengival dependendo do uso de dentrificações herbais ou não-herbais em qualquer intervalo de tempo.

GRÁFICO 8

COMPARAÇÃO DO ÍNDICE GENGIVAL MÉDIO ENTRE OS DOIS GRUPOS

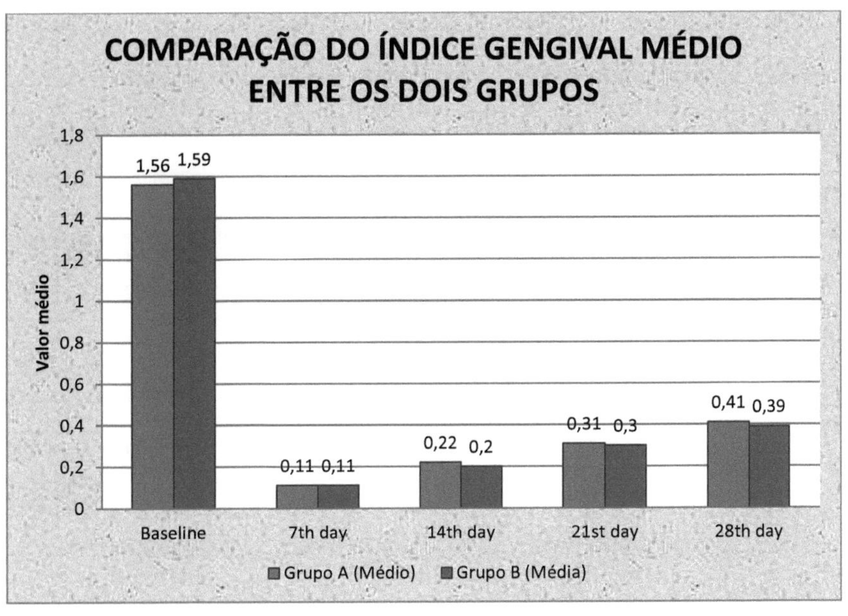

Capítulo 6
DISCUSSÃO

As doenças gengivais são uma família diversificada de entidades patológicas complexas e distintas encontradas dentro da gengiva, que são o resultado de uma variedade de etiologias. Entre as várias doenças periodontais que afetam o ser humano, a mais prevalente é a gengivite, afetando mais de 90% da população, independentemente de idade, sexo ou raça39. O manejo clínico da doença é direcionado para a supressão ou eliminação das bactérias ofensivas. Não só as bactérias específicas estão sendo alvo, mas a natureza do seu crescimento (um biofilme) também foi recentemente estabelecida como um alvo terapêutico potencial [40].

Vários agentes químicos preventivos têm efeitos benéficos no controlo da placa bacteriana e na redução ou prevenção de doenças orais. Por isso, várias formulações químicas foram experimentadas em dentifrícios. Produtos químicos, principalmente triclosan e clorexidina, foram adicionados em enxaguamentos bucais e dentifrícios para prevenir a placa bacteriana e a gengivite. Mas algumas dessas substâncias apresentam efeitos colaterais indesejáveis, como manchas nos dentes e alteração do sabor. Isto levou a prestar mais atenção ao uso de ingredientes naturais em dentifrícios à base de ervas.

No entanto, na maioria das pessoas, escovar sozinho é inadequado para remover o biofilme oral de tal forma que o desenvolvimento de doenças periodontais e cáries é prevenido. Assim, as pastas de dentes antimicrobianas que aumentam a remoção mecânica da placa bacteriana podem fornecer um meio eficaz para manter uma boa higiene oral. A substantividade da pasta de dente faz dela um mecanismo ideal para a entrega de antimicrobianos à cavidade bucal e, portanto, foi escolhida como o dentifrício de escolha para este estudo.

O presente estudo clínico foi realizado para avaliar e comparar a eficácia de um dentifrício herbal e um dentifrício convencional na redução da placa bacteriana e gengivite, o conteúdo dos dentifrícios não foi o nosso foco, mas sim a sua eficácia. O estudo de controle de casos duplamente cego e randomizado foi realizado por 28 dias e todos os 100 sujeitos completaram o estudo (53 homens e 47 mulheres). Os resultados do estudo indicam que os dentifrícios herbais e não herbais utilizados no estudo têm efeitos na redução da placa bacteriana e gengivite.

A comparação de idade e gênero foi feita neste estudo e verificou-se que a eficácia de ambos os dentifrícios era independente da distribuição de idade e gênero em ambos os grupos.

As comparações intragrupo dos grupos A e B mostraram que existe uma diferença altamente significativa na placa média e no índice gengival entre cada intervalo de tempo, ou seja, linha de base=0 dia, 7 dias, 14 dias, 21 dias e 28 dias.

Para cada intervalo de tempo, a comparação da média da placa e do índice gengival para ambos os grupos mostrou que a pontuação máxima da placa e do índice gengival estava na linha de base, pelo menos estava em 7 dias, que aumentou gradualmente até 28 dias, mas não excedeu a pontuação da linha de base.

As comparações entre os grupos A e B mostraram que houve diferença estatisticamente significativa no índice da placa média em ambos os grupos, mas não houve diferença significativa encontrada no índice gengival em ambos os grupos.

Não foi observada diferença significativa entre os grupos A e B para placa e gengivite na linha de base.

Na linha de base, a pontuação média da PI para os grupos A e B foi de 2,18 e 2,08, respectivamente (valor P= 0,145). Aos 7 dias, ambos os grupos herbais e não herbais apresentaram redução de 87,7% e 80,3% da placa, respectivamente (valor de

P=0,002). A redução da placa foi estatisticamente significativa em ambos os grupos. Aos 14 dias, ambos os grupos apresentaram 74,4% e 64,9% de redução da placa, respectivamente, o que foi estatisticamente significativo (valor de P=0,000). No 21º dia, ambos os grupos apresentaram redução de 62% e 50,9% de placa, respectivamente (valor de P=0,000), o que é altamente significativo. Aos 28 dias, ambos os grupos apresentaram uma redução de 45,9% e 34,7% de placa respectivamente (valor de P=0,006), o que é altamente significativo.

Assim, mostra que a dentifrícia herbal era mais eficaz na redução da placa do que a não-herbal; isto não está de acordo com os estudos mais antigos que sugeriam que a dentifrícia herbal era tão eficaz como a convencional na redução da placa, o que está de acordo com os relatórios de *Ozakiet a 131* (19.Resultados semelhantes foram observados por de *Oliveiraet al.* com o produto herbal Aloe verain redução da placa [32]. Vários outros estudos comprovaram a eficácia dos dentifrícios herbais no controle da placa bacteriana, em comparação com o convencional no e [38,41].

Na linha de base, a pontuação média da IG foi de 1,56 e 1,59, respectivamente (valor de P=0,399), o que não é estatisticamente significativo. Em 7 dias, ambos os grupos apresentaram uma redução de 92,9% e 93,09% na gengivite, respectivamente (P=0,467), o que não é significativo.Em 14 dias, houve uma redução de 85,9% e 87,4% na gengivite (P=0,076), respectivamente, em ambos os grupos. Em 21 dias, ambos os grupos apresentaram redução de 80,2% e 81,2%, respectivamente (P=0,607) na gengivite. Em 28 dias houve uma redução de 73,8% e 75,5% na gengivite, respectivamente (P=0,420), o que não é significativo.

Assim, mostra que a redução da gengivite foi estatisticamente significativa em ambos os grupos, mas não significativa entre os dois grupos. Encontramos dentifrícios herbais tão eficazes quanto os não herbais na redução da gengivite. Isto está de acordo com o relatório de *Ozakiet al* [31] (28,4% e 36,3% de redução, respectivamente). Também é semelhante aos achados de *George et al32* e *Mateu et al* [33], *de Oliveiraet al* [32Found] ligeiramente menor eficácia do produto herbal na gengivite e sangramento gengival comparado ao convencional, enquanto *Sushmaet al* [37] e *Pannutiet al* [30] observaram redução ligeiramente maior da gengivite com produtos herbais.

Pasta dentífrica herbal contendo ingredientes - Punica Granatum (Romã), Zanthoxylum alatum (Tejphal), Acacia Arabica (Babool),Terminalia chebula (Harad), Emblica officinalis (Amla), Azadirachta indica (Neem), Vitex Negundo (Nirgundi) tem sido utilizada neste estudo contra uma pasta dentífrica convencional contendo triclosan e citrato de zinco.

INGREDIENTES DE PLANTAS MEDICINAIS DENTIFÍCIO	PROPRIEDADES MEDICINAIS
Punica Granatum (romã)	Antibacteriano, Antioxidante, Adstringente
Azadirachta indica (Neem)	Antimicrobiano, Anti-inflamatório
Zanthoxylum alatum (Tejphal)	Analgésico
Arábica de Acácia (Babool)	Astringente, hemostático
Terminalia chebula (Harad)	Adstringente
Emblica officinalis (Amla)	Antibacteriano, Adstringente
Vitex negundo (Nirgundi)	Analgésico, Anti-inflamatório

O triclosan é um agente antimicrobiano com segurança e eficácia bem estabelecidas [41]. Recentemente o triclosan foi adicionado à pasta de dentes como um agente antimicrobiano [42]. Entretanto, ao contrário da clorexidina, ela não tem fixação iônica na superfície do dente, requer a presença de um copolímero para aderir ao tecido. Essa desvantagem, juntamente com o surgimento de bactérias resistentes ao triclosan, tem encorajado os pesquisadores a buscar fontes alternativas de antimicrobianos [43]. Uma dessas fontes inclui a grande variedade de ervas e produtos derivados de ervas que são atualmente comercializados para uso terapêutico. Muitas destas ervas estabeleceram propriedades antibióticas que deram resultados positivos contra uma série de microrganismos, incluindo uma variedade de bactérias orais.

O presente estudo provou que os dentifrícios à base de plantas não causam quaisquer efeitos adversos na cavidade oral e são eficazes na redução da placa bacteriana e gengivite, as pastas de dentes à base de plantas podem ser usadas com segurança para controlar a placa bacteriana e a gengivite. Para provar a sua eficácia são necessários mais estudos a longo prazo. pode ser possível que o período experimental (28 dias) tenha sido insuficiente para demonstrar a superioridade das ervas sobre os dentifrícios não herbais. A falta de conformidade com o uso dos dentifrícios designados também pode ocorrer em estudos de uso caseiro.

Os estudos de pasta de dentes de uso doméstico são frequentemente influenciados por uma série de fatores que podem mascarar a superioridade de um agente de teste sobre os controles. Um factor que pode influenciar o resultado destas investigações é o efeito [44] da Hawthorne. Os participantes de estudos clínicos podem experimentar algumas melhorias associadas não às propriedades terapêuticas do agente de teste, mas sim relacionadas a uma modificação do comportamento, como consequência da simples participação no estudo. Os participantes em estudos de higiene oral melhoram a escovação dos dentes, independentemente do produto que recebem21[,45].

Capítulo 7
CONCLUSÃO

Este estudo teve como objectivo avaliar e comparar a eficácia de um dentifrício à base de plantas e de um dentifrício não à base de plantas na redução da placa bacteriana e gengivite. Após 28 dias de ensaio, tanto o grupo A como o grupo B mostraram uma redução eficaz da placa bacteriana e da gengivite, o que foi estatisticamente significativo. Não foram observadas reacções adversas ou alérgicas aos produtos dentifrícios durante o estudo. Os achados do presente estudo implicariam que a pasta de dentes de teste à base de ervas poderia conferir algum efeito adicional na redução da placa bacteriana.

Quando secomparou o Índice de Placa na Baseline, 7 dias, 14 dias, 21 dias e 28 dias no Grupo A, verificou-se uma diferença significativa no índice médio da placa entre cada intervalo de tempo. Quando foi feita a comparação das diferenças sensatas dos pares no índice de placa no Grupo A, mostrou que havia uma diferença significativa entre cada par do intervalo de tempo no Grupo A.

Quando foi feita a comparação do Índice de Placa na Baseline, 7 dias, 14 dias, 21 dias e 28 dias no Grupo B, verificou-se que havia uma diferença significativa no índice médio da placa entre cada intervalo de tempo. Quando foi feita a comparação das diferenças sensatas dos pares no índice de placa no grupo B, mostrou que havia uma diferença significativa entre cada par do intervalo de tempo no grupo B.

A comparação do Índice Gengival na Linha de Base, 7 dias, 14 dias, 21 dias e 28 dias no Grupo A mostrou que existe uma diferença significativa no índice gengival médio entre cada intervalo de tempo. A comparação das diferenças sensatas dos pares no índice gengival no grupo A mostrou que existe uma diferença significativa entre cada par do intervalo de tempo.

A comparação do Índice Gengival na Linha de Base, 7 dias, 14 dias, 21 dias e 28 dias no Grupo B mostrou uma diferença significativa no índice gengival médio entre cada intervalo de tempo. A comparação das diferenças sensatas dos pares no índice gengival no grupo B mostrou que havia uma diferença significativa entre cada par do intervalo de tempo no grupo B.

A comparação da idade entre os grupos A e B também foi feita, concluindo-se que no grupo A a idade média foi de 29,88 ± 7,20 anos, enquanto que no grupo B foi de 25,56 ± 4,19 anos. O valor de P obtido foi de 0,000, o que é estatisticamente significativo, mostrando uma maior média de idade no grupo A em comparação com o grupo B.

Quando se comparou a distribuição por gênero entre os grupos A e B, não houve diferença significativa nas proporções de homens e mulheres. Assim, podemos concluir que os grupos foram comparáveis em relação ao gênero.

A comparação do índice de placa entre os grupos A e B concluiu que a dentifrícia herbal foi capaz de reduzir muito melhor o índice de placa em comparação com a dentifrícia não-herbal durante um longo intervalo de tempo, enquanto a avaliação comparativa do índice gengival entre os grupos A e B concluiu que tanto a dentifrícia herbal como a não-herbal têm o mesmo efeito sobre o índice gengival.

Assim, podemos concluir que a dentifrícia herbal foi mais eficaz que a dentifrícia não herbal na redução da placa e ambas as dentifrícias foram mais ou menos igualmente eficazes na redução da gengivite, uma vez que não houve diferença estatisticamente significativa encontrada em ambas as dentifrícias no índice gengival.

Capítulo 8
BIBLIOGRAFIA

1. Carranza's : Clinical Periodontology, Elsevier Publication, 9ª edição (2003): 1.

2. Socransky S. S. : Relação das bactérias com a etiologia da doença periodontal, J.DentRes 49(suppl 2); 1970:203-222

3. Kale S. A. ; estado actual e pensamento sobre o uso tópico de agentes antibióticos como medidas de controlo da placa dentária em saúde pública dentária. J. Indian Dental Association 1977; 49: 219-226.

4. Kapoor P. N., Singh Charan, Saxena N. Efeito da concentração de clorexidina na placa bacteriana em crianças. J. Indian Dental Association, 1979; 51 : 337-339.

5. LoeH,ThiladeE,Jensen SB. Gengivite Experimental Homem. J. Periodontol,1965;36 : 177-187.

6. Listgarten MA : O papel da placa dentária na gengivite e periodontite. J. Clin. Periodontol 15 ; 1988 : 485-487.

7. Southard G. L., Parson L. G., Thamoas L. G., A relação da concentração de extrato de sangria e íon de zinco com a placa e gengivite. J. Clin Periodontol ; 1987 : 315-319.

8. Frandsen A. State of the science review: mechanical oral hygiene practices. In: Löe H, Kleinman DV. Medidas de controlo da placa dentária e práticas de higiene oral. 1ª ed. Oxford: IRL Press; 1986. p. 93-116.

9. Identificação Mandel. Agentes quimioterápicos para controle da placa bacteriana e gengivite. J Clin Periodontol 1998;15:488-98.

10. Saimbi CS, Singh Caoor, N.agar Amit. Atividade antiplaque comparativa de preparo de plantas em relação ao moderno dentrice. J. Indian Dental Association 1980 ; 58 : 93-98.

11. Mauriello SM, Bader JD. Efeitos de seis meses de um dentifrício sanguíneo na placa bacteriana e gengivite. J Periodontol. 1988 Apr; 59(4):238-43.

12. Hannah JJ, Johnson JD, Kuftinec MM. Avaliação clínica a longo prazo da pasta dentífrica e do enxágüe bucal contendo extrato de sanguinaria no controle da placa bacteriana, inflamação gengival e sangramento sulcular durante o tratamento ortodôntico. Am J Ortodontia Dentofacial Orthop. 1989 set; 96(3):199-207.

13. Mallatt ME, Beiswanger BB, Drook CA, Stookey GK, Jackson RD, Bricker SL. Efeito clínico de uma dentifrícia sanguinaria na placa bacteriana e gengivite em adultos. J Periodontol. 1989 Fev; 60(2):91-5.

14. Palomo F, Wantland L, Sanchez A, DeVizio W, Carter W, Baines E. O efeito de um dentifrício contendo triclosan e um copolímero na formação da placa e gengivite: um estudo clínico de 14 semanas. Am J Dent. 1989 Set;2 Spec No:231-7.

15. Kopczyk RA, Abrams H, Brown AT, Matheny JL, Kaplan AL. Efeitos clínicos e microbiológicos de um sangüinariose e dentifrício com e sem flúor durante 6 meses de uso. J Periodontol. 1991 Oct;62(10):617-22.

16. Moran J, Addy M, Newcombe R. Comparação de uma pasta de dentes de ervas com uma pasta de dentes com flúor na placa bacteriana e gengivite. Clin Prev Dent. 1991 Maio-Junho;13(3):12-5.

17. Willershausen B, Gruber I, Hamm G. A influência dos ingredientes herbais no índice da placa e a tendência de sangramento da gengiva. J Clin Dent. 1991;2(3):75-8.

18. Mankodi S, Walker C, Conforti N, DeVizio W, McCool JJ, Volpe AR. Efeito clínico de um dentifrício contendo triclosan na placa bacteriana e gengivite: Um estudo de seis meses. Clin Prev Dent. 1992 Nov-Dez;14(6):4-10.

19. Palomo F, Wantland L, Sanchez A, Volpe AR, McCool J, DeVizio W. O efeito de três dentifrícios contendo triclosan disponíveis comercialmente na formação da placa supragingival e gengivite: um estudo clínico de seis meses. Intenção Dent J. 1994 Fev;44(1 Suppl1):75-81.

20. Kanchanakamol U, Umpriwan R, Jotikasthira N, Srisilapanan P, Tuongratanaphan S,Sholitkul W, Chat-Uthai T. Redução da formação da placa e gengivite por um dentifrício contendo triclosan e copolímero. J Periodontol. 1995 Fev;66(2):109-12.

21. Mullaly BH, James JA, Coulter WA, Linden GJ. A eficácia de uma pasta de dentes à base de ervas no controlo da placa bacteriana e gengivite. J Clin Periodontol 1995;22:686-9.

22. Saxer UP, Menghini G, Bohnert KJ, Ley F. O efeito de duas pastas de dentes na placa bacteriana e inflamação gengival. J Clin Dent. 1995;6(2):154-6.

23. Estafan D, Gultz J, Kaim JM, Khaghany K, Scherer W. Eficácia clínica de uma pasta de dentes de ervas. J Clin Dent. 1998;9(2):31-3.

24. Nogueira-Filho GR, Toledo S, Cury JA. Efeito de 3 dentifrícios contendo triclosan e diversos aditivos. Estudo experimental da gengivite. J Clin Periodontol. 2000 Jul;27(7):494-8.

25. Bruhn G, Netuschil L, Richter S, Brecx M, Hoffmann T. Efeito de uma pasta de dentes contendo triclosan na placa dentária, gengivite e sangramento na sondas - uma investigação em pacientes com periodontite durante 28 semanas. Investigação Oral Clínica. 2002 Jun;6(2):124-7.

26. Grossman E, Hou L, Bollmer BW, Court LK, McClary JM, Bennett S, Winston JL, McClanahan SF. Triclosan/pyrophosphate dentifrice: efeitos da placa dentária e da gengivite num estudo clínico controlado aleatório de 6 meses. J Clin Dent. 2002;13(4):149-57.

27. Mankodi S, Lopez M, Smith I, Petrone DM, Petrone ME, Chaknis P, Proskin HM. Comparação de dois dentifrícios em relação à eficácia no controle da placa bacteriana e gengivite, e em relação à coloração de dentes extrínsecos: um estudo clínico de seis meses em adultos. J Clin Dent. 2002;13(6):228-33.

28. Winston JL, Bartizek RD, McClanahan SF, Mau MS, Beiswanger BB. Um estudo clínico dos efeitos da dentifrícia triclosan na gengivite durante seis meses. J Clin Dent. 2002;13(6):240-8.

29. Pistorius A, Willershausen B, Steinmeier EM, Kreislert M. Eficácia da irrigação subgengival usando extratos herbais na inflamação gengival. J Periodontol. 2003 Maio;74(5):616-22.

30. Pannuti CM, Mattos JP, Ranoya PN, Jesus AM, Lotufo RF, Romito GA. Efeito clínico de um dentifrício herbal no controle da placa bacteriana e gengivite: Um estudo duplo-cego. Pesqui Odontol Bras 2003;17:314-8.

31. Ozaki F, Pannuti CM, Imbronito AV, Pessotti W, Saraiva L, de Freitas NM et al. Eficácia de uma pasta de dentes herbal em pacientes com gengivite estabelecida - um ensaio aleatório controlado. Braz Oral Res 2006;20:172-7.

32. de Oliveira SM, Torres TC, Pereira SL, Mota OM, Carlos MX. Efeito do dentifrício contendo Aloe vera no controle da placa bacteriana e gengivite. Um estudo clínico duplo-cego em humanos. J Appl Oral Sci 2008;16:293-6.

33. Mateu FA, Boneta AE, DeVizio W, Stewart B, Proskin HM. Uma investigação clínica da eficácia de dois dentifrícios para controlar a placa supragingival estabelecida e a gengivite. J Clin Dent 2008;19:85-94.

34. Pradeep A. R. ,Garima Garg ,Swati Pradeep.Efeitos Clínicos a Curto Prazo de uma Pasta Dentária à Base de Ervas: Um ensaio clínico aleatório controlado. JICDRO/ JAN-APR 2009/ VOL-1/ ISSUE NO-1.

35. George J, Hegde S, KS Rajesh, K. Arun. A eficácia de uma pasta de dentes à base de ervas no controlo da placa bacteriana e gengivite : Um estudo clínico-bioquímico. Indian J Dent Res,20(4), 2009.

36. Vidya Dodwad,Sumit Malhotra,Nandini Nayyar.Toothpaste Wars:Para avaliar a eficácia de uma pasta de dentes herbal, homeopática e convencional no controle da placa bacteriana e gengivite - Um estudo clínico-biótico.Indian J Stomatol 2011;2(2):91-94.

37. Sushma S, Nandlal B, Srilatha KT. Uma avaliação comparativa de um dentifrício herbal e não herbal disponível comercialmente sobre placa dentária e gengivite em crianças - Um programa de saúde oral baseado numa escola residencial. J Dent Oral Hyg 2011;3:109-13.

38. Tatikonda A et al. Efeitos das pastas de dentes à base de plantas e não-herbais na placa bacteriana e gengivite: Um estudo clínico comparativo. J Int Soc Prev Community Dent. 2014 Dez; 4(Suppl 2): S126-S129.

39. Salgado AD, Maia JL, Pereira SL, de Lemos TL, Mota OM. Efeitos antiplaque e antigingivite de um gel contendo extrato de Punica granatum Linn. Um estudo clínico duplo-cego em humanos. J Appl Oral Sci. 2006;14:162-6.

40. Marsh, P.D. 2005. Placa dentária: significado biológico de um biofilme e de um estilo de vida comunitário. Journal of Clinical Periodontology, 32 Suppl 6 pp. 7-15.

41. Radafshar G, Mahboob F, Kazemnejad E. Um estudo para avaliar a acção inibidora da placa bacteriana da pasta de dentes à base de ervas: Um ensaio clínico duplamente cego e controlado. J Med Plants Res 2010;4:1182-6.

42. Cullinan, M.P., Hamlet, S.M., Westerman, B. et al. 2003. Aquisição e perda de Porphyromonas gingivalis, Actinobacillus actinomycetemcomitans e Provotella intermedia durante um período de 5 anos: efeito de um copolímero triclosan dentifrice. Journal of Clinical Periodontology, 30 pp. 532-541.

43. Davies R.M. 2004. O que há em uma pasta de dentes e por quê? Dental Update, 31, Março pp. 67-71.

44. Fletcher RH, Fletcher SW, Wagner EH. EpidemiologiaClínica: elementosessenciais. 3a ed. Porto Alegre: ArtesMédicas Sul; 1996.

45. Owens J, Addy M, Faulkner J. Um estudo de 18 semanas de uso caseiro que compara os benefícios da higiene oral e gengival das pastas de dentestriclosan e flúor. J Clin Periodontol1997;24:626-31.

ANEXO - I

DEPARTAMENTO DE PERIODONTOLOGIA

RKDF Faculdade de Odontologia e Centro de Pesquisa

PROFORMA

OPDno:

Data:

O nome do paciente:

Idade/sexo:

Ocupação :

Endereço:

Nº de contacto

Queixa principal:

HOPI:

Histórico médico passado:

História dentária passada:

PLAQUE INDEX (Tureskey et al modification of Quigleyhein plaque index)

UPPER

	18	17	16	15	14	13	12	11	21	22	23	24	25	26	27	28
B																
L																

BAIXAR

	48	47	46	45	44	43	42	41	31	32	33	34	35	36	37	38
B																	
L																	

SCORE:

ÍNDICE GENGIVAL (DESGRAÇA E SILENCIO)

UPPER

	18	17	16	15	14	13	12	11	21	22	23	24	25	26	27	28
B																	
L																	

BAIXAR

	48	47	47	45	44	43	42	41	31	32	33	34	35	36	37	38
B																	
L																	

SCORE:

ANEXO - II

DEPARTAMENTO DE PERIODONTOLOGIA

RKDF Faculdade de Odontologia e Centro de Pesquisa.

FORMA DE CONSENTIMENTO

Eu .... aged........years por minha própria vontade dou meu consentimento para fazer parte do estudo comparativo realizado pelo Dr. Swapnil Thakur , estudante pós-graduado no Departamento de Periodontologia, Faculdade e Centro de Pesquisa Odontológica do RKDF, Bhopal.

Fui explicado na linguagem conhecida sobre o procedimento clínico e compreendo que o estudo inclui o exame da cavidade oral e o plano de tratamento.

Eu dei o meu consentimento para usar esta informação e avaliação para o propósito (Pesquisa, Publicação ou apresentação oral) como considerado adequado.

Data-

Local-

Assinatura do Paciente

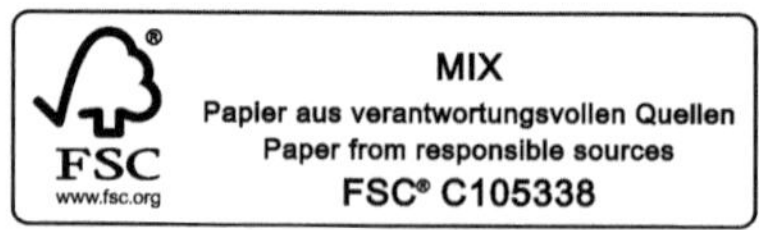

Printed by Books on Demand GmbH, Norderstedt / Germany